Intraokularlinsen

Stefanie Schmickler

Intraokularlinsen

Leitfaden für die optimale Linsenauswahl

Springer

Stefanie Schmickler
Augen-Zentrum MVZ Nordwest GbR
Ahaus, Deutschland

ISBN 978-3-662-72706-5 ISBN 978-3-662-72707-2 (eBook)
https://doi.org/10.1007/978-3-662-72707-2

Die Deutsche Nationalbibliothek verzeichnet diese Publikation in der Deutschen Nationalbibliografie; detaillierte bibliografische Daten sind im Internet über https://portal.dnb.de abrufbar.

Springer ist ein Imprint der eingetragenen Gesellschaft Springer-Verlag GmbH, DE und ist ein Teil von Springer Nature.
Die Anschrift der Gesellschaft ist: Heidelberger Platz 3, 14197 Berlin, Germany

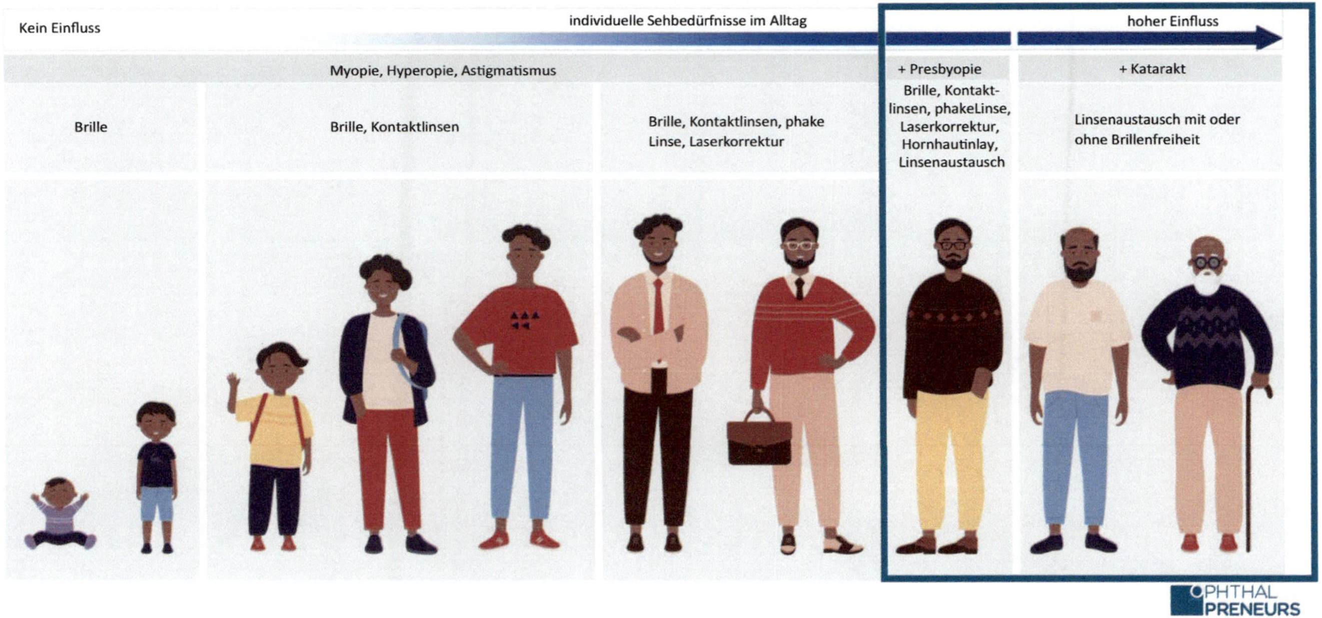

Abb. 1 Der Bedarf an optischer Korrektur im Laufe des Lebens. (Mit freundlicher Genehmigung von Amanda und Dr. Francesco Carones)

Interessenskonflikt Der/die Autor*in hat keine relevanten Interessenskonflikte im Zusammenhang mit dieser Publikation.

Einleitung

März 2026

Seit der erstmaligen Implantation einer intraokularen Kunstlinse (IOL) im Jahr 1949 durch Sir Harold Ridley – damals eine medizinische Sensation – wurden Operationstechnik und verfügbare Linsen im Rahmen der Kataraktchirurgie in den späteren Jahrzehnten ständig weiterentwickelt und optimiert.

Bis zu den 70er- und noch den frühen 80er-Jahren wurde der Graue Star erst dann operiert, wenn der Patient quasi blind war, d. h. eine mature Katarakt vorlag. Hintergrund war, dass nach der Operation eine Starbrille getragen werden musste, die aufgrund der Gesichtsfeldeinschränkung zum Fahrverbot führte.

Die Binkhorst-Intraokularlinse in den 70er-Jahren und später andere Vorderkammerlinsenmodelle haben die Indikation zur Kataraktoperation revolutioniert.

Ein weiterer Meilenstein war dann die Einführung der Phakoemulsifikation durch Charles Kelman. Es war ein langer Kampf der Phako-Operateure, sich gegen die ICCE-Operateure (intrakapsuläre Kataraktoperation) und ECCE-Operateure (extrakapsuläre Kataraktoperation) durchzusetzen. Die Erfindung der in sich geschlossenen Eröffnung der vorderen Linsenkapsel (= Kapsulorhexis) durch Thomas Neuhann (Deutschland) ebnete den Weg für weitere Linsentechnologien:

Die faltbaren Linsen in den 90er-Jahren (z. B. die Silikon-IOL von Staar [bereits in den frühen 80er-Jahren], Plattenhaptik-IOLs wie Iogel von Alcon oder auch die Silikonplattenhaptik-IOL von Chiron Adatomed) haben die No-Stitch-Technik (nahtlose Technik) ermöglicht und somit die Kataraktchirurgie erheblich weiter vorangetrieben. Dass sie nur bei in sich geschlossener vorderer Linsenkapsel (Kapsulorhexis) implantiert werden sollten und nicht zu früh eine YAG-Kapsulotomie durchgeführt werden durfte, mussten viele Operateure nach Abtauchen dieser IOLs in den Glaskörper leidvoll miterleben. Die Iogel-IOL wurde sogar vom Markt genommen, obwohl es nicht an der Linse, sondern eher an einem falschen postoperativen Vorgehen lag (zu frühe YAG, zu große YAG-Lücke), was aber erst später erkannt wurde.

In den 90er-Jahren folgten dann erste Versuche mit multifokalen Optiken (3M, Storz), bevor dann in den 2000er-Jahren optische Oberflächen mit asphärischen Eigenschaften entwickelt wurden. Es folgten torische Intraokularlinsen und immer neue Entwicklungen bei den Multifokallinsen – von der initialen bifokalen „Multifokallinse“ zur trifokalen „Multifokallinse“, um der zunehmenden Bildschirmtätigkeit gerecht zu werden. Zudem entwickelte sich die Linsenchirurgie auch zum refraktiven Eingriff für deutlich jüngere Menschen als die ursprüngliche Katarakt-population. EDOF-Linsen („enhanced depth of focus"-Linsen) und Monofokal-Plus-Linsen stellen neben Add-on-Linsen eine weitere Bereicherung auf dem Gebiet der Linsenchirurgie dar.

Was können Standard-IOLs und diverse Intraokularlinsen mit Zusatznutzen/Zusatzeigenschaften derzeit leisten, und wohin geht die Entwicklung? Kurz und gut – als Augenarzt steht man heutzutage vor einem Dschungel linsenchirurgischer Möglichkeiten. Dieses Buch soll Hilfestellung bei der Beratung von Patienten geben, indem es die einzelnen Intraokularlinsen mit Zusatznutzen (Premiumlinsen) vorstellt. Da ich in meiner Laufbahn als Augenärztin, die sehr früh begann, die Evolution der Intraokularlinsen miterlebt habe, freue ich mich, Ihnen im Folgenden meine Erfahrungen aus dem Praxisalltag mitteilen zu können.

Mein Dank gilt dabei meiner Tochter Katharina, die als junge Augenärztin das Manuskript kritisch durchgesehen und mit praxisnahen Anmerkungen bereichert hat. Ich habe das vorliegende Buch so konzipiert, dass man als Leser die Kapitel auch einzeln für sich lesen bzw. nachschlagen kann. Daher möge mir der aufmerksame Leser nachsehen, dass es zu Wiederholungen in anderen Kapiteln kommen kann.

Überaus dankbar bin ich Herrn Prof. Dr. Thomas Neuhann, der mit seiner jahrzehntelangen Erfahrung und seinem fundierten Wissen das gesamte Manuskript sorgfältig geprüft und wertvolle Hinweise gegeben hat.

Dr. Stefanie Schmickler

Inhaltsverzeichnis

Abkürzungsverzeichnis

ACD	„anterior chamber depth“
AINSI	American National Standard for Ophthalmics – Extended Depth of Focus Intraocular Lenses, amerikanischer Standard für die Einteilung und Klassifikation von Intraokularlinsen
Asphäre	Linse, die das Licht präzise in einem Brennpunkt bündelt
Coma	Eine Form von Aberration höherer Ordnung
C-Loop-IOL	Kunstlinse mit Haptiken (Bügel, Haltearme), die die Form eines „C“ haben
dpt	Dioptrie
EBM	Einheitlicher Bewertungsmaßstab; Grundlage für die Abrechnung gesetzlich versicherter Patienten in Deutschland
EDOF	„enhanced depth of focus“: eine EDOF-IOL erzeugt mittels optischer Prinzipien einen verlängerten Brennweitenbereich
(f)	weiblich
Femcat	Kataraktoperation mit dem Femtosekundenlaser
FROF	„full range of focus“, z. B. MIOLs
GKV	Gesetzliche Krankenversicherung
Glistening	Kleine Bläschen in Kunstlinsen, eher in hydrophoben Linsen
Halos	Nebeneffekte des optischen Systems besonders von Multifokallinsen und EDOF-IOLs, Lichterkreise und Leuchtkreise um Lichter herum
Haptik	Haltearme der Kunstlinsen
IOL	Intraokularlinse
IROF	„increased range of focus“

MDR	Medical Device Regulation, EU-Verordnung über Medizinprodukte, die seit 2021 gilt und die Sicherheit von Medizinprodukten auf dem europäischen Markt erhöhen soll
MIOL	Multifokallinse
OCT	Optische Kohärenztomographie *(f)*
Pleomorphismus	Zunahme abnorm geformter Endothelzellen
Polymegathismus	Kranke Endothelzellen werden nicht durch Zellteilung ersetzt, sondern durch eine Vergrößerung benachbarter Zellen kompensiert.
PKV	Private Krankenversicherung
SIA	„surgeon induced astigmatism“: Astigmatismus, der durch den Operateur induziert wird
Single-Piece-IOL	Kunstlinse, bei der Optik und Haptiken aus demselben Material gefertigt sind und die Linse aus einem „Guss“ besteht
Sphäre	Periphere Lichtstrahlen werden auf mehrere Brennpunkte verteilt, es entsteht ein „verschmierter“ Brennpunkt
tHKL	Torische Hinterkammerlinse
tMIOL	Torische Multifokallinse
TNC	Tonometrie im Non-Contact-Verfahren
Touch-up-Excimerlaser-Operation	Operation zur Korrektur eines postoperativen Restsehfehlers nach Linsenoperation mittels Excimerlaser
VKT	Vorderkammertiefe
VMT-Syndrom	Vitreomakuläres Traktionssyndrom

IOL-Modelle

1

Zusammenfassung

Die meisten Intraokularlinsen (IOL) verfügen heutzutage über eine im Durchmesser 6,0 mm große Optik und unterscheiden sich in ihren Haptiken, ihrem Gesamtdurchmesser, Material und Aufbau ihrer Oberfläche. Hydrophobe IOLs sind dabei die am meisten implantierten IOLs.

Die meisten Linsenmodelle heutzutage verfügen über eine 6,0 mm große Optik und je nach Modell über einen Gesamtdurchmesser zwischen 10,75 mm und 13,00 mm. Die Optik ist der Teil der Kunstlinse, durch den der Patient sieht und der eine bestimmte Brechkraft besitzt.

Die Linsenmodelle sind allesamt heutzutage offiziell eigentlich nur für die Kapselsackimplantation zugelassen. IOLs, die gemäß Zulassung in den Sulcus implantiert werden dürfen, sind aufgrund der MDR (= Medical Device Regulation) und der damit verbundenen hohen Auflagen vom Markt genommen worden.

Die IOLs unterscheiden sich u. a. in der Form ihrer Haptiken. Unter Haptik versteht man die „Haltearme" der Kunstlinse.

1.1 Plattenhaptik-IOLs

Bereits in den 80er-Jahren brachte die Firma Staar eine Silikonplattenhaptik-IOL auf den Markt, und Anfang der 90er-Jahre folgte das deutsche Unternehmen Adatomed ebenfalls mit einer Silikonplattenhaptik-IOL. Eine Plattenhaptik-IOL sieht, wie der Name bereits sagt, wie eine Platte aus, wobei diese Platte auch immer einen runden Bereich, d. h. die Optik, integriert hat. Die Plattenhaptik aus Silikon er-

S. Schmickler, *Intraokularlinsen*, https://doi.org/10.1007/978-3-662-72707-2_1

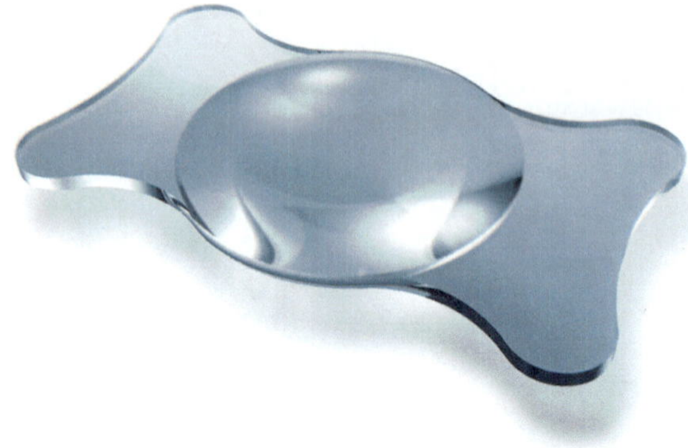

Abb. 1.1 Plattenhaptik-IOL, Modell CT Asphina 509 M/MP von Carl Zeiss Meditec. (Quelle: Zeiss)

öffnete den Weg zu der No-Stitch-Technik, da diese IOL mit einer Faltpinzette durch eine 5–6 mm große „frown incision“ (bogenförmiger Stufenschnitt) in den Kapselsack implantiert werden konnte. Hieraus entwickelte sich die sogenannte „frown incision“ als 2-Stufen-Schnitt, die das nahtlose Operieren ermöglichte. Bis zu diesem Zeitpunkt hatten die Schnitte für die Kataraktoperation immer noch eine Länge von etwa 6 mm und lagen limbusparallel. Diese mussten mittels Naht (meistens wurde eine Kreuzstichnaht anstelle von Einzelknopfnähten verwendet) verschlossen werden (Kratz 1979). Plattenhaptik-IOLs (Abb. 1.1) werden heutzutage immer noch viel implantiert, da sie sich bei der Implantation unkompliziert verhalten und mit und entgegen dem Uhrzeigersinn im Kapselsack gedreht werden können. Im Falle einer erforderlichen Explantation sind diese IOLs aber unter Beibehaltung des Kapselsackes eher schwierig zu entfernen, d. h. häufig geht hierbei der Kapselsack verloren.

1.2 C-Loop-IOLs

Unter C-Loop-IOLs versteht man IOLs, die bogenförmige Haptiken haben:

- 3-teilige-C-Loop-IOL (siehe Abschn. 1.2.1)
- Single-Piece-C-Loop-IOL (siehe Abschn. 1.2.2)
- Double-C-Loop-Single-Piece-IOL (siehe Abschn. 1.2.3)

1.2.1 3-teilige C-Loop-IOLs

Die 3-teiligen C-Loop-IOLs (Abb. 1.2) verfügen neben ihrer 6 mm großen Optik meistens über einen Gesamtdurchmesser von 13,0 mm. Die Haptiken bestehen entweder aus PMMA (Polymethylmethacrylat), aus Polypropylen oder aus

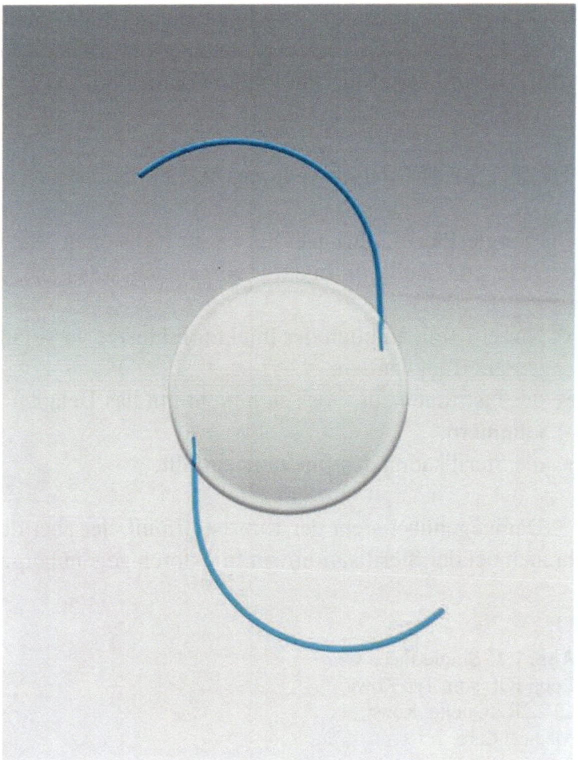

Abb. 1.2 3-teilige C-LoopIOL vom Typ Johnson & Johnson Sensar AR40. (Quelle: J&J MedTech)

PVDF (= Polyvinylidenfluorid). Diese Haptikmaterialien sind in der Regel blau gefärbt, und die Materialien sind physikalisch und biologisch gleich geeignet. Die Haptiken sind je nach IOL-Typ unterschiedlich an die Optik angewinkelt – entweder 0° oder meistens zwischen 5 und 7° nach vorn. In ihren Anfängen bestanden sowohl die Optik als auch die Haptik aus PMMA, wodurch die IOLs rigide und nicht faltbar waren. Sie benötigten daher eine 6 mm große Öffnung – als „frown incision" reichten auch 5,6 mm. Die 3-teilige C-Loop-IOL ist heutzutage die sogenannte Rescue-IOL, wenn es zu einem Defekt der Hinterkapsel während der Kataraktoperation kommt und noch genügend Kapselreste verbleiben, sodass eine im Durchmesser mindestens 13,0 mm, noch besser 13,5 mm große 3-Piece-IOL in den Sulcus implantiert werden kann. Entsprechend dem Beipackzettel dieser IOLs sind sie offiziell nur für die Kapselsackimplantation zugelassen.

Da die Haptiken bei der Implantation auch die Hinterkapsel durchstoßen können (unruhiger Patient bei der Implantation, erhöhter Druck aus dem Glaskörper), werden sie im Alltag immer mehr durch die Single-Piece-C-Loop-IOLs ersetzt. Bei diesen kann es allerdings in den vorgenannten Fällen auch zu einem Defekt der Hinterkapsel kommen, wenn die Injektorspitze zu weit in die Vorderkammer vorgeschoben wird. Das gilt somit für alle Implantationen mit Injektor.

1.2.2 Single-Piece-C-Loop-IOLs

Die Single-Piece-C-Loop-IOLs (Abb. 1.3) stellen heute überwiegend den Standard dar: Sie sind häufig im Injektor vorgeladen, was den Operationsablauf erleichtert:

- Nur ein Teil, nämlich der Injektor inklusive vorgeladener IOL, muss vom Springer geöffnet werden,
- der Instrumenteur muss sich nicht um das Beladen von Kartusche und Injektor kümmern,
- die Sterilisation des Injektors entfällt.

Demgegenüber steht der Kunststoffmüll, der aber dem Energie- und Wasserverbrauch bei der Sterilisation von Injektoren gegenübergestellt werden muss.

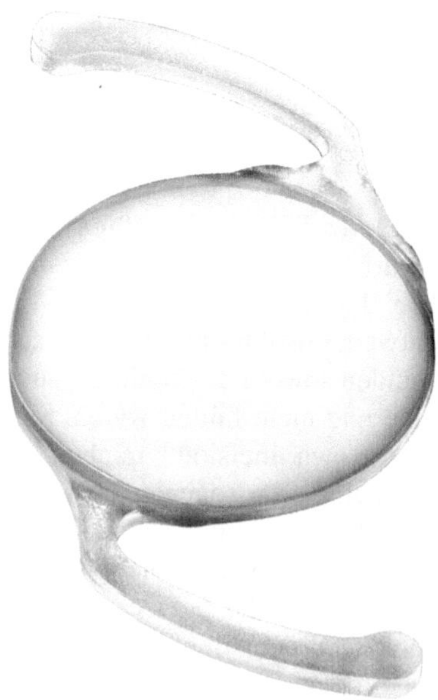

Abb. 1.3 Single-Piece-C-Loop-IOL vom Typ Kowa CP2.2R. (Quelle: Kowa Medical Care Europe GmbH)

Die „einseitigen“ C-Loop-IOLs können im Kapselsack immer nur im Uhrzeigersinn rotiert werden. Es liegt keine Anwinkelung zwischen Optik und Haptik vor.

1.2.3 Double-C-Loop-Single-Piece-IOLs

Die „doppelten“ Double-C-Loop-Single-Piece-IOLs (Abb. 1.4) können dagegen mit und entgegen dem Uhrzeigersinn rotiert werden und sorgen für eine noch gleichmäßigere Ausspannung des Kapselsackes, da sie den Kapselsack in seiner ursprünglich mehr zirkulären Form ausspannen.

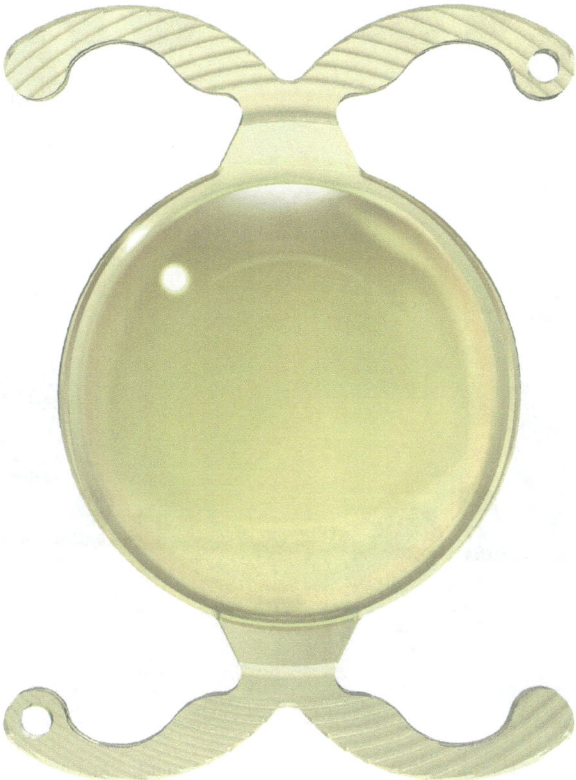

Abb. 1.4 Double-C-Loop-Single-Piece-IOL BVI Isopure © 2026, Beaver-Visitec International, Inc., reproduziert mit Genehmigung@production: Ist das die übliche Schreibung? Oder eher:

1.3 Die Vier-Punkt-IOLs

Bei den Vier-Punkt-IOLs (Abb. 1.5) handelt es sich ebenfalls um Single-Piece-IOLs, deren vier Haptiken aber zur Optik um bis zu 10° angewinkelt sind (z. B. Akreos von Bausch + Lomb).

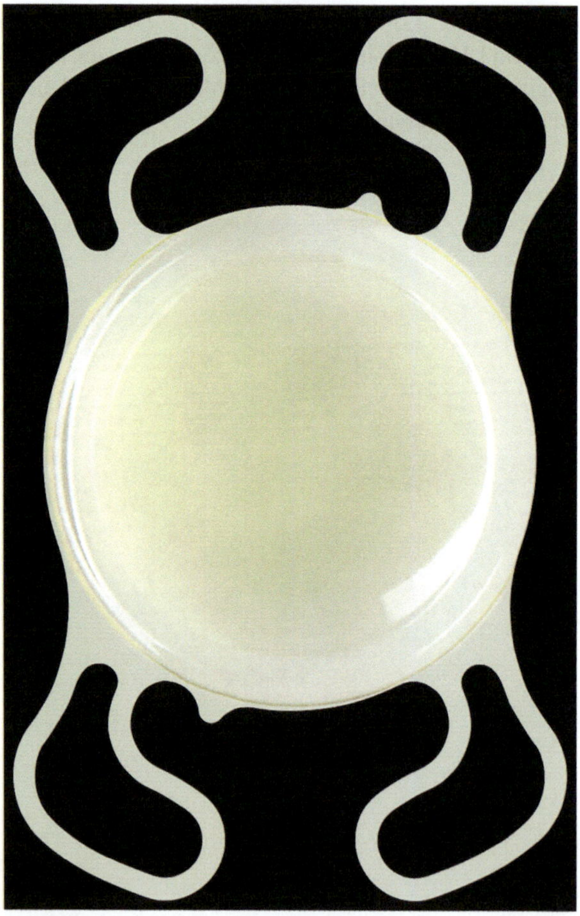

Abb. 1.5 Vier-Punkt-Haptik vom Typ Bausch + Lomb Luxsmart. (Quelle: Bausch + Lomb)

1.4 Das Material der IOLs

Die frühen IOLs in den 80er- und 90er-Jahren bestanden aus PMMA. Es kamen dann neue Materialien wie IOLs aus Silikon (Staar) und dann aus PolyHema (z. B. Iogel von Alcon) auf den Markt. Diese Materialien haben sich aber nicht bewährt: Bei den PolyHema-IOLs (Iogel von Alcon) kam es bei zu groß durchgeführter YAG-Laser-Kapsulotomieöffnung im Falle einer Nachstarbehandlung zur Luxation in den Glaskörper. Dasselbe trat bei den Silikonlinsen mit Plattenhaptik (z. B. Staar-IOL, Chiron Adatomed) auf. Silikonlinsen weisen darüber hinaus bei Kontakt mit Silikonöl im Glaskörper im Rahmen einer Netzhautoperation bereits nach Wochen deutliche Vakuolen auf, weshalb diese, obwohl sich unter ihnen ein Nachstar erst spät einstellte, auch vom Markt genommen wurden. Das Material heutzutage ist entweder hydrophiles oder hydrophobes Acrylat. Bei hydrophilem Material zeigen sich immer wieder Kalzifizierungen, sodass IOLs in der Vergangenheit deshalb wieder explantiert werden mussten. Bei hydrophobem Material wurden kleine Einschlüsse in Form von Mikrovakuolen, sogenannten „Glistenings" (Abb. 1.6), berichtet, wodurch sich die Hersteller von IOLs sehr unterscheiden können.

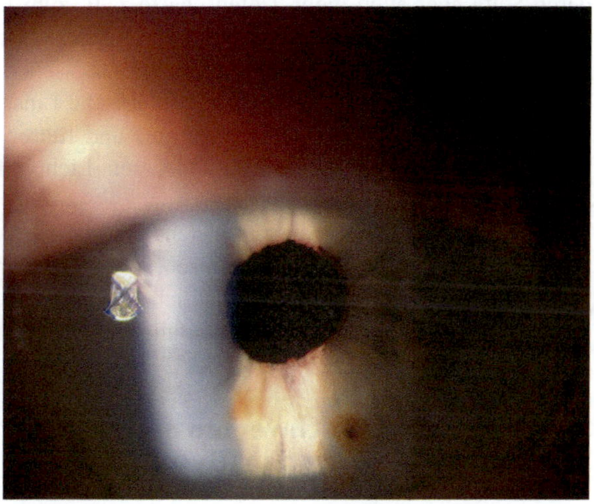

Abb. 1.6 Auge mit Hinterkammerlinse mit massiven Glistenings

1.5 Die Optik der IOLs

Die Optik der Linsenoberfläche ist heutzutage überwiegend konvex. Die Konvexität der Vorder- und Rückfläche der IOLs ist je nach Firma, Modell etc. unterschiedlich – d. h. sie kann gleich oder ungleich sein. Minus-IOLs sind dagegen konvex-konkav. Die Optiken der IOLs lassen sich heutzutage unterscheiden in

- sphärisch,
- asphärisch-aberrationsneutral,
- asphärisch-aberrationskorrigierend (einschließlich der chromatischen Aberration).

Bei einer optimalen Optik würden sich alle Lichtstrahlen in einem Brennpunkt vereinigen. Sowohl die menschliche Linse als auch eine Standard-Kunstlinse weichen davon aber ab, sie sind sphärische Linsen:

Lichtstrahlen werden in der Peripherie anders als im Zentrum gebeugt. Somit sind nicht alle Lichtstrahlen in einem einzigen idealen Brennpunkt anzutreffen, es kommt zur Defokussierung. Das nennt man sphärische Aberration. Diese führt zu einer Verminderung des Kontrastempfindens und der Sehschärfe, kann auf der anderen Seite aber auch mehr Tiefenschärfe z. B. zum Lesen bewirken. Sphärische Aberrationen nehmen insgesamt mit dem Alter zu. Um diese auszugleichen und zudem ein besseres Kontrast- und Dämmerungssehen im Rahmen der Kataraktoperation wiederzuerreichen, gibt es asphärische Linsen. Diese gleichen auf IOL-Ebene die Aberrationen der Hornhaut aus und führen zu einer Verbesserung des Sehvermögens, insbesondere bei schlechten Lichtverhältnissen. In Abschn. 2.1 wird hierauf weiter eingegangen.

Die Optikfläche weist heute meistens eine Größe von 6,0 mm auf. Bei monofokalen IOLs, d. h. bei Einstärkenlinsen, gibt es bei der Oberflächengestaltung der Optik heutzutage von den unterschiedlichen Herstellern zahlreiche Optionen für erweiterte Tiefenschärfe und gegebenenfalls zusätzliche Aberrationsminderung.

1.6 Optische Beschwerden nach Kataraktoperation (Dysphotopsien)

Nach erfolgreicher Kataraktoperation mit Kunstlinsenimplantation klagen manche Patienten über störende seitliche Schatten, wackelnde Bilder oder Halos. Trotz langjähriger Diskussion in der Fachwelt ist über diese Dysphotopsien wenig bekannt. Dieses Phänomen ist nicht kalkulierbar. Man unterscheidet zwischen positiven Dysphotopsien (z. B. Halos, Blendung, Reflexion) und negativen Dysphotopsien (z. B. halbmondartiger Gesichtsfeldausfall, schwarzer Schatten). Holladay erklärt die negativen Dysphotopsien mit Lichtstrahlen, die seitlich an der Linsenoptik vorbeitreffen und so zur Schattenbildung führen: Einfallendes Licht wird durch die Optik (d. h. die runde Fläche der IOL) nicht gleichmäßig auf der Netzhaut abgebildet. Es entsteht ein Winkel von 5° unbelichteter Netzhaut durch ein Lichtbündel hinter der Linse, das die Netzhaut nicht erreicht, und durch ein Lichtbündel vor der Optik, das nicht durch die Optik geht. Dieser unbelichtete nasale Bereich wird auf der temporalen Netzhaut für den Patienten sichtbar (negative Dysphotopsien).

Andere Autoren wie u. a. Henderson et al. (2016), Holladay und Simpson (2017), Eric et al. (2019) und Masket und Fram (2021) haben untersucht, ob eine Haptiklage mehr inferotemporal oder temporal die negativen Dysphotopsien verbessert. Eine Klärung gibt es bisher nicht.

Erfahrungsgemäß ist es am besten, dem Patienten diesen Sachverhalt in Ruhe und anhand von Bildern zu erklären. In den allermeisten Fällen tritt eine Gewöhnung bezüglich der Dysphotopsien nach 1 bis 1,5 Jahren ein.

Fazit

Heutzutage stellen hydrophobe IOLs die am häufigsten implantierten IOLs dar. Die Art der Haptiken differiert zwischen den Anbietern. Es ist davon auszugehen, dass unter den hier vorgestellten Haptikformen Single-C-Loop-Haptiken am häufigsten implantiert werden. Nebenwirkungen wie Dysphotopsien können immer auftreten und sind nicht im Vorfeld kalkulierbar.

Literatur

Erie JC, Simpson MJ, Bandhauer MH (2019) A modified intraocular lens design to reduce negative dysphotopsia. J Cataract Refract Surg 45(7):1013–1019. https://doi.org/10.1016/j.jcrs.2019.01.019. Epub 2019 Apr 16. PMID: 31003799

Henderson BA, Yi DH, Constantine JB, Geneva II (2016) New preventative approach for negative dysphotopsia. J Cataract Refract Surg 42(10):1449–1455. https://doi.org/10.1016/j.jcrs.2016.08.020. PMID: 27839599

Holladay JT, Simpson MJ (2017) Negative dysphotopsia: causes and rationale for prevention and treatment. J Cataract Refract Surg 43(2):263–275. https://doi.org/10.1016/j.jcrs.2016.11.049. PMID: 28366376

Kratz RP (1979) Intracapsular versus extracapsular cataract methods. Int Ophthalmol Clin 19(3):179–194. https://doi.org/10.1097/00004397-197901930-00014. PMID: 391738

Masket S, Fram NR (2021) Pseudophakic dysphotopsia: review of incidence, cause, and treatment of positive and negative dysphotopsia. Ophthalmology 128(11):e195–e205. https://doi.org/10.1016/j.ophtha.2020.08.009. Epub 2020 Aug 12. PMID: 32800744

Monofokallinsen

2

Zusammenfassung

Die am häufigsten implantierte Intraokularlinse (IOL) heutzutage ist immer noch die Monofokallinse, während 3,9 % der IOLs monofokal torisch, 4,7 % EDOF-IOLs und 2,3 % presbyopiekorrigierende IOLs in Deutschland sind (Wenzel et al., DGII-Umfrage 2023/24). Bei der Monofokallinse unterscheidet man zwischen der sphärischen IOL, die die Aberrationen im Auge verstärkt, und der asphärischen IOL, die kontrastverbessernd ist. Eine Modifikation der Monofokallinse stellt die Monofokal-Plus-IOL dar, die zu einem ausgedehnteren Sehbereich im Zwischenbereich führt, ohne die Nebenwirkungen einer EDOF- oder MIOL einzugehen.

2.1 Der Lichtstrahl durch Linsen

Licht wird durch eine sphärische Linse (Abb. 2.1) so gebrochen, dass sich die zentral einfallenden Lichtstrahlen im Auge in einem Brennpunkt (Fokus) treffen. Je weiter außen die Lichstrahlen auf die Linse eintreffen, desto weiter entfernt vom Brennpunkt werden sie abgebildet, was dann zur sphärischen Aberration führt. Dieser „verschmierte“ Brennpunkt führt – je weiter die Pupille, desto mehr – einerseits zu einer Verschlechterung der Abbildungsqualität und des Kontrastes. Andererseits führt er aber auch zu einer Erweiterung der Tiefenschärfe, wenn auch auf erniedrigtem scharfen Abbildungsniveau. Dieser „verschmierte“ Fokus aufgrund des Kontrastverlustes beim Sehen bedingt auch ein reduziertes Sehvermögen in der Dämmerung. Soll eine Linse alle über ihre Fläche eintreffenden Strahlen im Brennpunkt fokussieren, so müssen die Krümmungsradien dementsprechend in einer von der Kugeloberfläche abweichenden Form, nämlich asphärisch, gewählt werden.

S. Schmickler, *Intraokularlinsen*, https://doi.org/10.1007/978-3-662-72707-2_2

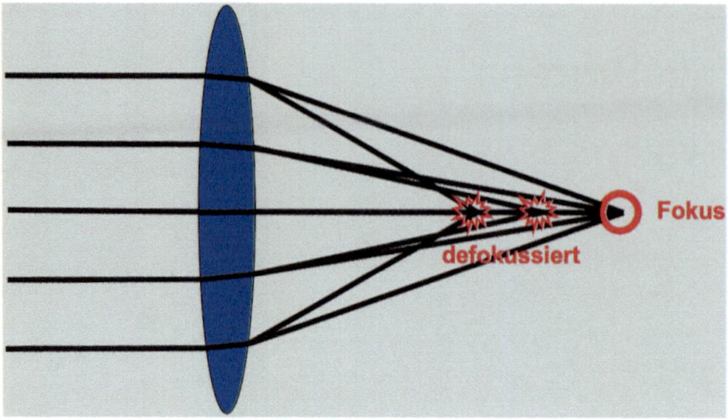

Abb. 2.1 Die Brechung des Lichtes durch eine sphärische Linse

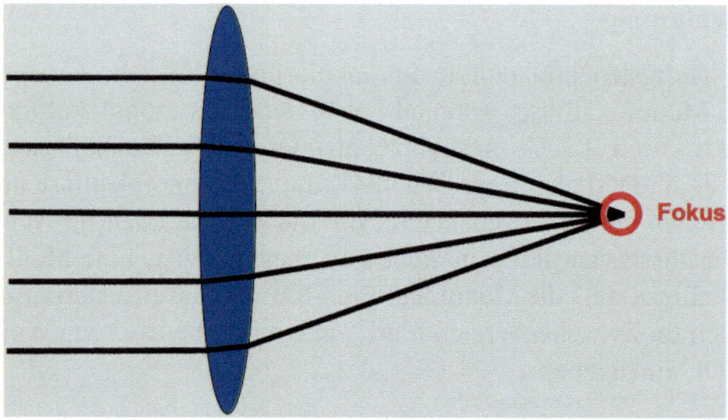

Abb. 2.2 Die Brechung des Lichtes durch eine asphärische Linse

Lichtstrahlen durch eine asphärische Linse (Abb. 2.2) werden allesamt in einem Fokus gebündelt. Somit ist auch das Sehen bei Dämmerung klarer/schärfer.

Lichtstrahlen werden zentral anders als peripher gebrochen, was man als sphärische Aberration bezeichnet.

2.2 Die Standard-Monofokallinse

Die Standard-Monofokallinse ist sphärisch, heutzutage faltbar und verfügt über einen 6,0 mm großen Optikdurchmesser. Die Haptiken sind firmen- und modellabhängig (siehe Kap. 1), ebenso das Material, ob hydrophob oder hydrophil:

- 3-Piece-C-Loop-IOL,
- Single-Piece-C-Loop-IOL,
- Double-C-Loop-IOL,
- Plattenhaptik,
- Vier-Punkt-IOL.

Da die menschliche Hornhaut praktisch immer eine positive sphärische Aberration aufweist – im Durchschnitt ca. +0,27 µm –, erhöhen Standardlinsen zwangsläufig die sphärische Aberration des gesamten optischen Systems des Auges mit den im Vorangehenden dargestellten Folgen.

Hinzu kommt, dass Aberrationen mit steigendem Lebensalter beim Menschen per se zunehmen (siehe Abschn. 2.1).

2.3 Die asphärische Monofokallinse

Zu Beginn der 2000er-Jahre wurde die Oberfläche der Kunstlinsen so gestaltet, dass die IOLs auch asphärisch hergestellt werden konnten. Hintergrund ist, dass man davon ausgeht, dass die durchschnittliche sphärische Aberration der Hornhaut bei 0,27 µm (siehe unter Kapitel 2.2) beträgt. Das Ausmaß der Korrektur der Aberrationen auf IOL-Ebene ist sowohl firmen- als auch modellabhängig: Die Tecnis-IOL von Johnson & Johnson korrigiert mit −0,27 µm am höchsten die sphärischen Aberrationen, während Hersteller wie Alcon, Hoya, Rayner und Zeiss unter −0,20 µm asphärische Korrektur bleiben. Es gibt aber auch aberrationsneutrale IOLs, z. B. von Kowa, Zeiss und Bausch + Lomb.

Aberrationen sollten immer eher unterkorrigiert werden, womit eine leichte Pseudoakkomodation erhalten bleibt. Diese wird aber in den seltensten Fällen zum Lesen ausreichen. Bis auf Patienten mit Z. n. hyperoper Excimerlaser-Korrektur, die aufgrund der Aufsteilung der Hornhaut über negative Aberrationen verfügen, profitiert eigentlich jeder Patient von einer asphärischen IOL.

2.4 Die Monofokal-Plus-IOL (= „enhanced monofocal plus IOL")

EDOF- und Multifokallinsen induzieren Halos und Glare. Das Ausmaß dieser Nebeneffekte ist patientenindividuell. Bei den Monofokal-Plus-IOLs sind diese Nebenwirkungen vergleichbar selten wie bei einer Standard-IOL.

Was ist das Besondere an den Monofokal-Plus-IOLs, und was zeichnet sie aus?

Bei den Monofokal-Plus-IOLs führt eine erweiterte Tiefenschärfe unter Nutzung der sphärischen Aberrationen über die gesamte Optik zu einem erweiterten Sehbereich. Das heißt, über die Optikfläche wird herstellerabhängig mit den sphärischen Aberrationen „gespielt". Manche Hersteller erklären, dass sie das durch unterschiedliche Brechung auf der IOL erzielen. Andere Hersteller erklären, dass sie die Aberrationen auf der Linsenoberfläche verändern.

Diese Linsen funktionieren unabhängig von der Pupillenweite. Ein erweiterter funktioneller intermediärer Sehbereich ohne Kompromisse beim Fernfokus gegenüber einer monofokalen Linse liegt bei den meisten Linsen dieser Art vor. Sie führen zu einer Tiefenschärfe von 0,5 dpt bis maximal 1,5 dpt, und Nebenwirkungen wie Halos oder Glare sind vergleichbar selten wie bei einer Monofokallinse. Somit können die Patienten oft auch im intermediären Bereich (ca. 60–80 cm), d. h. am Computer, relativ scharf sehen, doch benötigen sie für das Lesen in der Regel eine Lesebrille.

Es ist einschränkend zu sagen, dass sie zu einer minimal reduzierten skotopischen Kontrastempfindlichkeit führen. Der ideale Monofokal-Plus-Patient verlangt keine Multifokallinse, ist noch aktiv am Computer und ist bereit, noch eine Lesebrille zu tragen. Dennoch stellt diese IOL keine IOL für jedermann dar: Aus unserer Erfahrung sollte man nur Patienten ohne auffällige Pathologie am Auge für diese IOL auswählen – d. h. auch Hornhaut, Glaskörper und Netzhaut sollten ohne Pathologie sein.

2.5 Die aberrationsneutrale IOL

Aberrationsneutrale IOLs sind asphärische IOLs, deren sphärische Aberration 0 µm beträgt. Sie gleichen die positive korneale sphärische Aberration nicht aus, sondern fügen dem Auge keine zusätzlichen Aberrationen zu. Sie kommen dann zur Anwendung, wenn die korneale sphärische Aberration sehr gering ist oder gar negativ ist (wie z. B. nach hyperoper Excimerlaser-Chirurgie; bei Hornhäuten mit unterschiedlichen Aberrationen, bei V. a. instabilem Kapselsack mit postoperativ erhöhtem Risiko der Dezentrierung oder Verkippung).

2.6 Die Light Adjustable Lens (RxSight LAL)

Die Light Adjustable Lens verfolgt ein interessantes Konzept: Es handelt sich hierbei um eine photoreaktive, UV-Licht-modulierbare Hinterkammer-IOL, bei der die endgültige sphärische und (in Grenzen) zylindrische Refraktion postoperativ durch gezielte UV-Bestrahlung im Auge „eingestellt" und anschließend durch „Lock-in" stabilisiert wird.

Die IOL wird im Rahmen einer Kataraktoperation implantiert. Es müssen postoperativ zusätzliche Termine mit wiederholten Messungen und Pupillenerweiterung durchgeführt werden, bis eine finale Stabilisierung des Ergebnisses stattfindet. Da diese Linse somit nur für sehr wenige spezialisierte Zentren und einen darüber hinaus beschränkten Patientenkreis infrage kommt, wird auf diesen IOL-Typ in diesem Buch nicht weiter eingegangen.

Literatur

Wenzel M et al (2024) Intraokularchirurgie 2023/24 – Ergebnisse der aktuellen Umfrage von BDOC, BVA, DGII und DOG und Daten des statistischen Bundesamtes. OPHTHALMOCHIRURGIE 36:335–341

Torische Hinterkammerlinsen (tHKL) 3

Zusammenfassung

Torische Hinterkammerlinsen (tHKL) sind die beste Innovation im Bereich der Hinterkammerlinsenentwicklung in den letzten 20 Jahren. Sie eignen sich für die Korrektur eines regulären kornealen Astigmatismus, der mittels topo-/tomographischer Bildgebung (Hornhauttopographie-/tomographie) nachgewiesen werden sollte (Visser et al. 2013). Torische Linsen werden ab einem kornealen Astigmatismus >1,0 dpt empfohlen – bei Multifokallinsen sollte man bereits ab einem kornealen Astigmatismus von 0,75 dpt die torische Variante wählen.

3.1 Indikation von torischen Hinterkammerlinsen

Ein Astigmatismus bei Brillengläsern bedeutet nicht unbedingt, dass ein kornealer Astigmatismus vorliegt. Stellt sich nämlich in der Hornhautdarstellung heraus, dass trotz zylindrischer Brillenwerte kein nennenswerter Astigmatismus vorliegt, so haben wir es mit einem Linsenastigmatismus zu tun. Der Linsenastigmatismus wird im Rahmen der Kataraktoperation durch die Linsenentfernung beseitigt, und dieser Patient benötigt keine torische Hinterkammerlinse:

Vor der Operation:
Gesamtastigmatismus = kornealer Astigmatismus + Linsenastigmatismus.

Nach der Operation:
Da der Linsenastigmatismus durch Entfernung der Linse beseitigt wurde, verbleibt nur noch der korneale Astigmatismus.

In Abb. 3.1 hat man es mit einem idealen Patienten für eine torische Hinterkammerlinse zu tun: Die „Fliege“ in der Hornhauttopographie weist auf einen regu-

S. Schmickler, *Intraokularlinsen*, https://doi.org/10.1007/978-3-662-72707-2_3

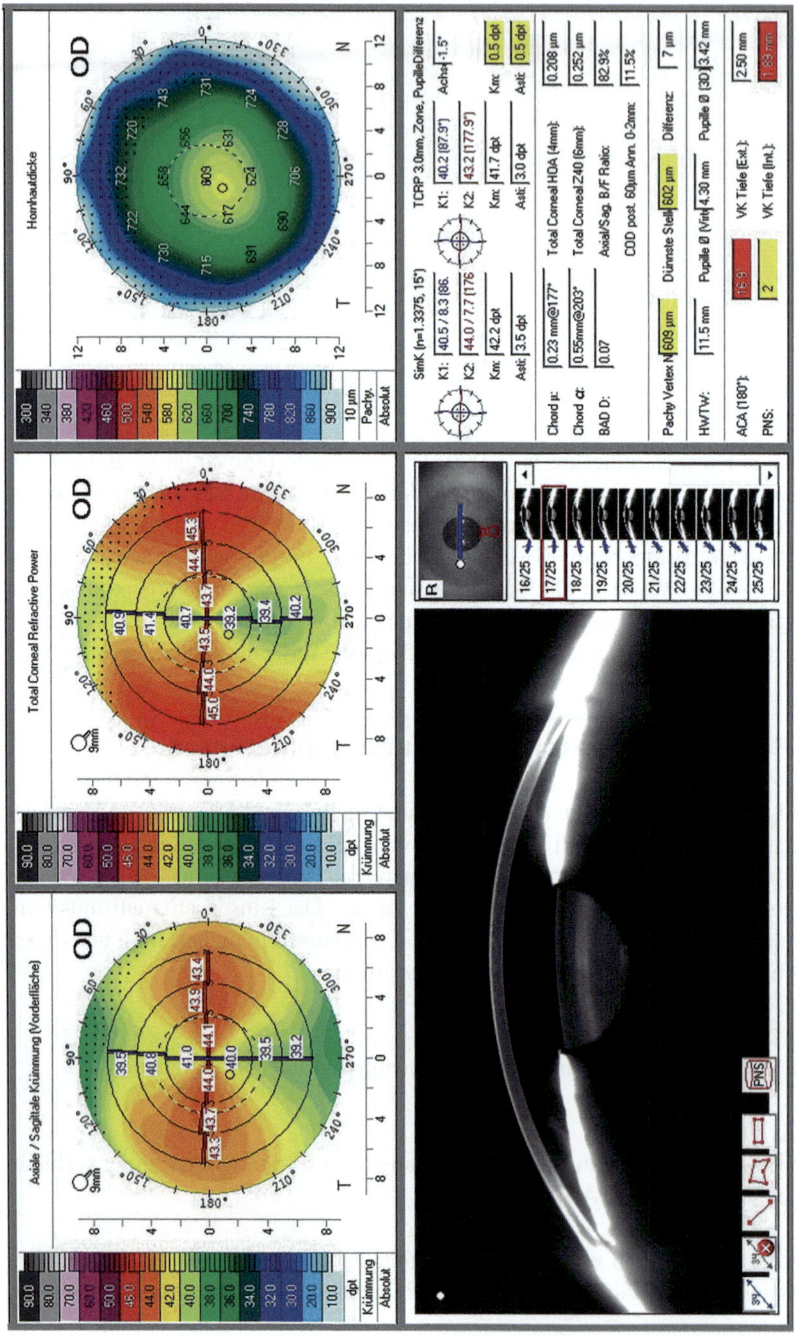

Abb. 3.1 Idealer Patient für eine Hornhauttopographie: Die „Fliege" in der Hornhauttopographie weist auf einen regulären Astigmatismus hin. Vorderflächenastigmatismus und Gesamtastigmatismus unterscheiden sich um weniger als 0,5 dpt

lären Astigmatismus hin. Vorderflächenastigmatismus und Gesamtastigmatismus unterscheiden sich um weniger als 0,5 dpt.

Ein Astigmatismus in der Brille oder auch in der Refraktion muss nicht zwangsläufig auf einem kornealen Astigmatismus beruhen: Der Patient in Abb. 3.2 hatte eine Refraktion am linken Auge von −5,50 sph. −1,75 cyl. A 85°. In der Topographie zeigt sich ein kornealer Astigmatismus auf der Vorderfläche von nur 0,6 dpt. Daher würde man in diesem Fall im Rahmen der Kataraktoperation den Zugang zum Auge im steilen Meridian, hier also temporal, legen und auf eine torische Intraokularlinse (IOL) verzichten.

Auch wenn eine biometrische Messung einen Astigmatismus anzeigt, ist es immer wichtig, sich die Hornhautvorderfläche in der Topographie anzuschauen. Aufnahmen, wie die Hornhauttopographie in Abb. 3.3, weisen einen irregulären Astigmatismus auf (Visser et al., 2013). Hier wird eine torische Linse nicht zu einem Astigmatismusausgleich führen, und der Patient muss präoperativ bereits über den Restastigmatismus und die Notwendigkeit einer Korrektur mittels Brille bzw. wegen des besseren Visus über harte Kontaktlinsen aufgeklärt werden. Ergänzend kann bei irregulärem Astigmatismus diskutiert werden, ob im Einzelfall gegebenenfalls ein regulärer Anteil doch mittels torischer IOL korrigiert werden soll. Das muss aber individuell besprochen werden, auch unter Berücksichtigung postoperativer Kontrollen.

Bei irregulärem Astigmatismus muss ferner berücksichtigt werden, dass die alten optischen Biometer nur die zentralen 2,5 mm der Hornhaut berücksichtigen. Raytracing-Messmethoden mit der Pentacam oder dem Ziemer Galilei in Verbindung mit Okulix und überhaupt die moderneren Biometriegeräte auf OCT-Basis führen hier zu einer Verbesserung der Präzision in der Biometrie, da sie die Hornhaut über einen größeren Bereich messen. Eine Verbesserung stellt hier die Möglichkeit der IOL-Berechnung mit dem ESCRS-Calculator https://iolcalculator.escrs.org/ dar: Durch Eingabe der gemessenen Patientendaten wird dem Operateur in einer Übersicht der IOL-Vorschlag mit sieben unterschiedlichen Formeln für beide Augen geliefert: 1. Barrett, 2. Cooke K6, 3. Hill-RBF, 4. Hoffer QST, 5. EVO, 6. Kane, 7. Pearl DGS.

In Abb. 3.4 wies der Patient vor Kataraktoperation die folgenden Refraktionswerte auf:

LA: +2,0 sph. −1,0 cyl. A 85°. Betrachtet man aber die Topographie genauer, so erkennt man die deutliche Coma (Aberration höherer Ordnung) – topographisch sieht man dabei nicht die typische Fliegenform wie bei einem regulären Astigmatismus, sondern eine größere Erhöhung in der unteren Hälfte, was die Coma darstellt. Eine Coma lässt sich nicht mittels tHKL korrigieren. In diesem Fall kann dem Patienten postoperativ keine Brillenunabhängigkeit versprochen werden.

In der Biometrie von Abb. 3.5 liegt ein nennenswerter kornealer Astigmatismus von >1,5 dpt vor. Wie bereits im Vorangehenden ausgeführt, muss man sich immer die topographische Darstellung der Hornhaut dazu ansehen. In diesem Fall fällt abermals eine Coma auf (Abb. 3.6), weshalb eine torische Hinterkammerlinse den Astigmatismus nicht ausgleichen würde und daher nicht sinnvoll ist.

Um torische Linsen dem Patienten einsetzen zu können, sollten die Pupillen hinreichend maximal erweiterbar sein, sonst kann intraoperativ keine präzise Überprü-

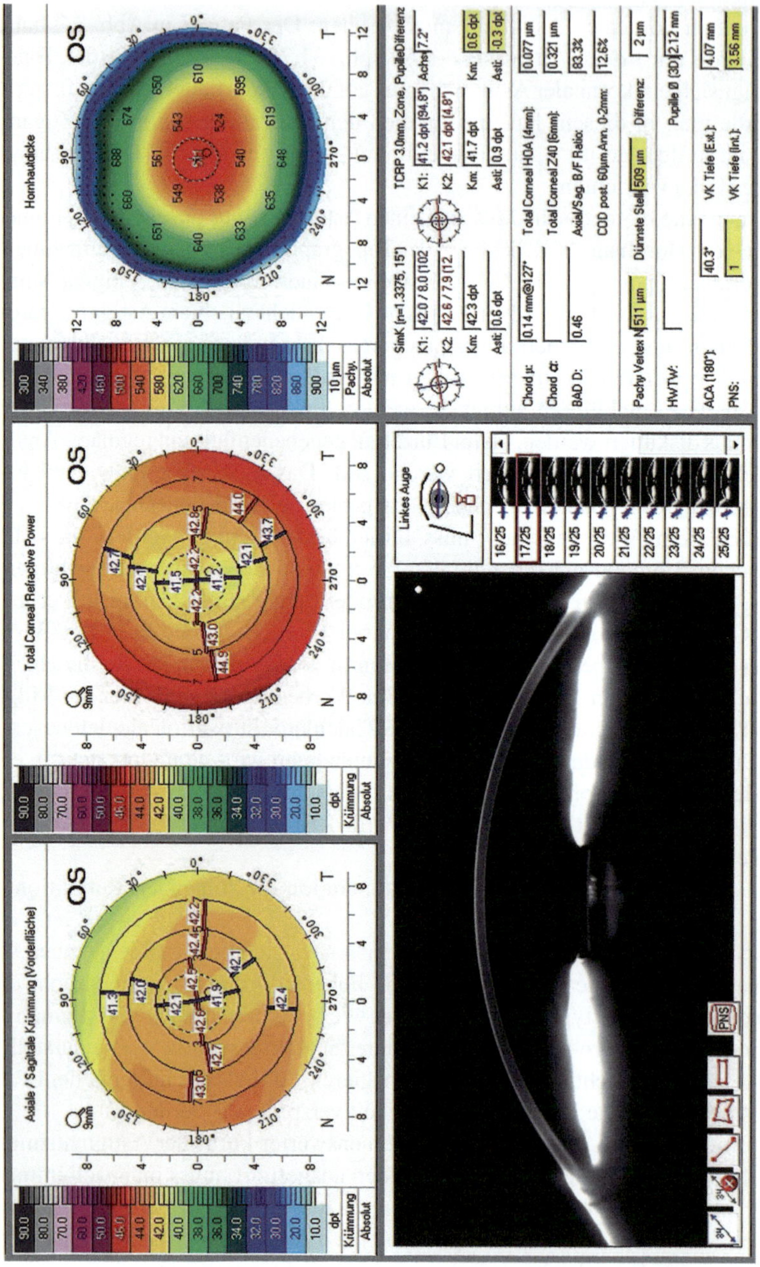

Abb. 3.2 Dieser Patient hatte eine Refraktion am linken Auge von −5,50 sph. −1,75 cyl. A 85°. In der Topographie zeigt sich ein kornealer Astigmatismus auf der Vorderfläche von nur 0,6 dpt. Daher würde man in diesem Fall im Rahmen der Kataraktoperation den Zugang zum Auge im steilen Meridian, hier also temporal, legen und auf eine torische IOL verzichten

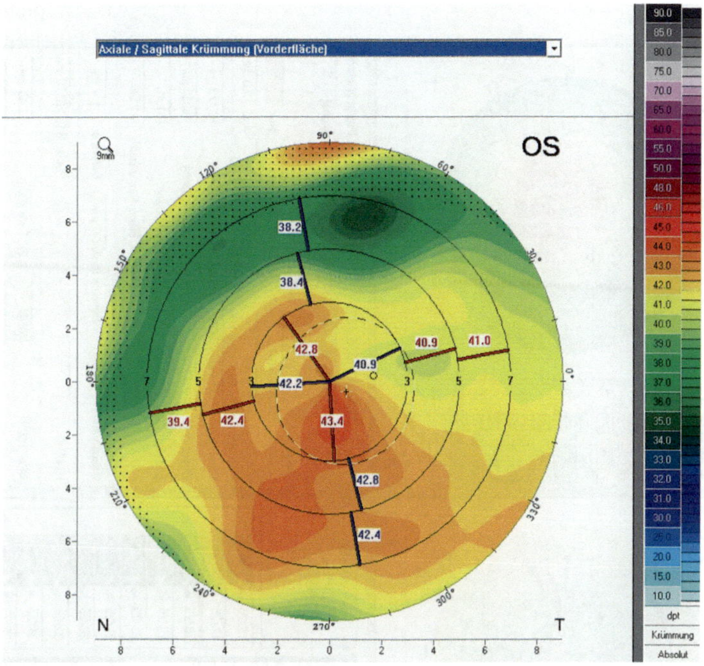

Abb. 3.3 Die Hornhauttopographie weist einen irregulären Astigmatismus auf

fung der Achsenlage durchgeführt werden. Ein PEX-Auge, dessen Pupille nur mittelweit ist, kann erstens dazu führen, dass die Achsenlage am Ende der OP nicht korrekt überprüft werden kann. Auf Dauer kann vielleicht durch Instabilität der Zonulafasern auch eine Dezentrierung stattfinden, was dann zu einer Verschlechterung des Visus führt. Diese ist umso ausgeprägter, je höher die zylindrische Korrektur in der IOL war. Man sollte ferner bedenken, dass der Patient für eine IOL mit Zusatznutzen, wozu die torischen Linsen gehören, zuzahlt. Er erwartet ein einwandfreies Ergebnis. Bei einer Cataracta matura mit abgeflachter Vorderkammer ist die Biometrie nicht zuverlässig, und man sollte dem Patienten nicht eine Zielrefraktion innerhalb ± 0,5 dpt in Aussicht stellen. Immer besser: „underpromise and overdeliver"!

In Abb. 3.7 ist bei vorliegendem PEX die Pupille für eine abschließende Ausrichtung der zylindrischen Achse nicht weit genug. Der Blick auf die Ausrichtung der zylindrischen Achse mit einem gegabelten Irisspatel unter die Iris führt eher zu einer unsicheren Ausrichtung der tHKL, weshalb in PEX-Augen nicht zuletzt auch aufgrund der mit der Zeit zunehmenden Zonulainsuffizienz eher von einer tHKL abgeraten wird.

Torische Linsen werden bei einem kornealen Astigmatismus >1,0 dpt empfohlen – bei Multifokallinsen sollte man bereits ab einem kornealen Astigmatismus von 0,75 dpt die torische Variante wählen.

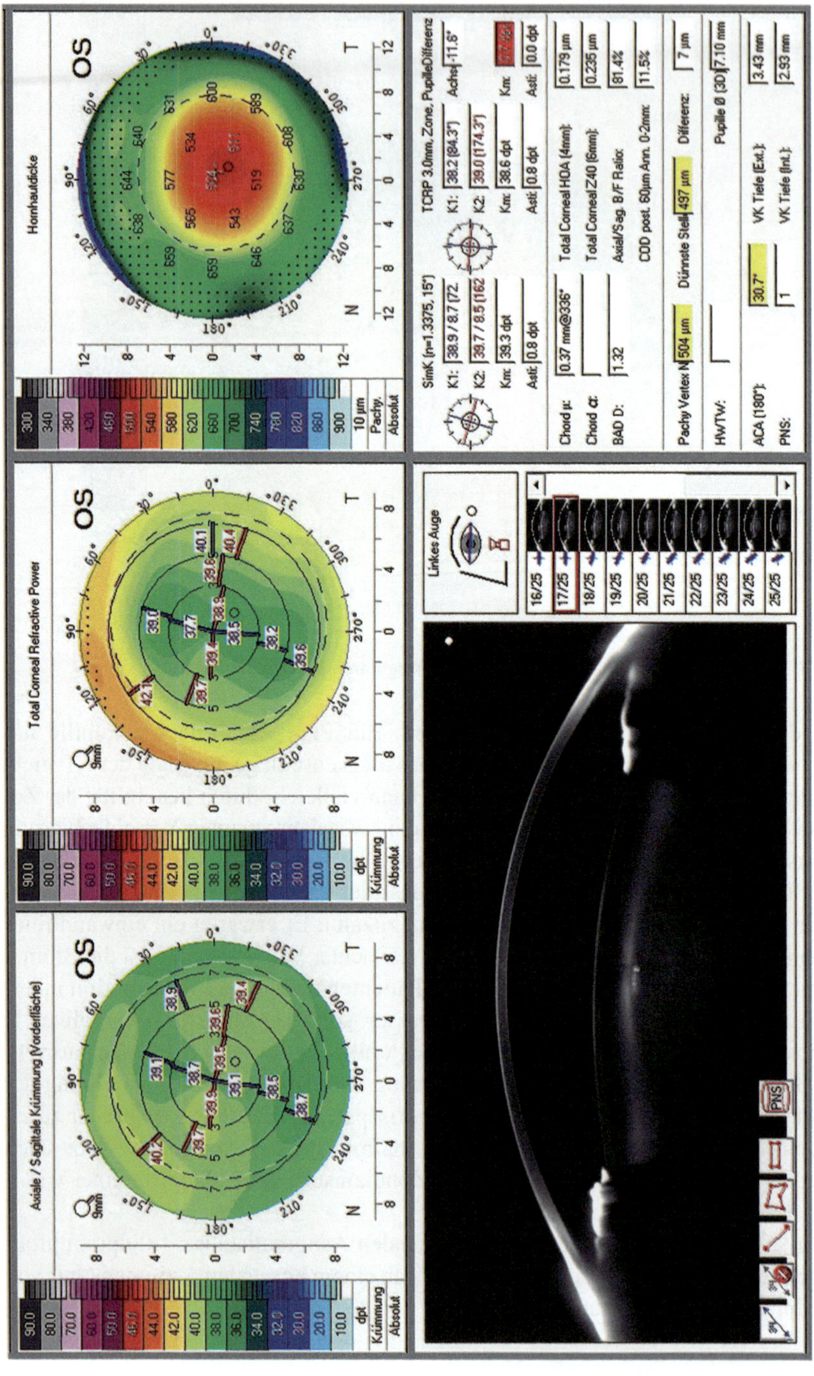

Abb. 3.4 In der unteren Hälfte der Hornhauttopographie erkennt man ein Areal höherer Brechkraft – eine Coma (Aberration höherer Ordnung)

OD rechts	IOL-Berechnung	OS links

Augenstatus

OD		OS	
LS: Phak	GS: Glaskörper	LS: Phak	GS: Glaskörper
Ref: ---	VA: ---	Ref: ---	VA: ---
LVC: Unbehandelt	LVC-Modus: -	LVC: Unbehandelt	LVC-Modus: -
Ziel Ref.: +0,00 dpt	SIA: +0,00 dpt @ 0°	Ziel Ref.: +0,00 dpt	SIA: +0,00 dpt @ 0°

Biometriewerte

OD				OS			
AL: 23,48 mm	SD: 8 µm			AL: 23,10 mm	SD: 9 µm		
VKT: 2,57 mm	SD: 4 µm			VKT: 2,56 mm	SD: 5 µm		
LD: 5,92 mm	SD: 6 µm			LD: 5,90 mm	SD: 8 µm		
WzW: 12,2 mm				WzW: 12,1 mm			
R: 7,81 mm	SD: 2 µm	R1: 7,95 mm @105°		R: 7,79 mm	SD: 7 µm	R1: 7,97 mm @ 78°	
ΔK: -1,55 dpt @105°		R2: 7,67 mm @ 15°		ΔK: -1,91 dpt @ 78°		R2: 7,62 mm @168°	
TR: 7,80 mm	SD: 6 µm	TR1: 7,97 mm @102°		TR: 7,79 mm	SD: 4 µm	TR1: 7,98 mm @ 81°	
ΔTK: -1,77 dpt @102°		TR2: 7,64 mm @ 12°		ΔTK: -2,07 dpt @ 81°		TR2: 7,60 mm @171°	

TK KOWA Kowa (P)		TK HOYA Hoya Vivinex		TK KOWA Kowa (P)		TK HOYA Hoya Vivinex	
- Barrett Universal II TK - LF: +1,90 DF: +5.0		- Barrett Universal II TK - LF: +1,98 DF: +5.0		- Barrett Universal II TK - LF: +1,90 DF: +5.0		- Barrett Universal II TK - LF: +1,98 DF: +5.0	
IOL (dpt)	Ref (dpt)	IOL (dpt)	Ref (dpt)	IOL (dpt)	Ref (dpt)	IOL (dpt)	Ref (dpt)
+23,00	-0,85	+23,00	-0,73	+24,00	-0,74	+24,00	-0,61
+22,50	-0,48	+22,50	-0,37	+23,50	-0,37	+23,50	-0,25
+22,00	**-0,12**	**+22,00**	**-0,01**	**+23,00**	**-0,01**	**+23,00**	**+0,11**
+21,50	+0,23	+21,50	+0,34	+22,50	+0,35	+22,50	+0,46
+21,00	+0,58	+21,00	+0,69	+22,00	+0,70	+22,00	+0,81
+21,83	Emmetropie	+21,99	Emmetropie	+22,99	Emmetropie	+23,16	Emmetropie

TK Bausch&Lomb enVista MX60P		TK J&J DCB00		TK Bausch&Lomb enVista MX60P		TK J&J DCB00	
- Barrett Universal II TK - LF: +1,94 DF: +5.0		- Barrett Universal II TK - LF: +2,04 DF: +5.0		- Barrett Universal II TK - LF: +1,94 DF: +5.0		- Barrett Universal II TK - LF: +2,04 DF: +5.0	
IOL (dpt)	Ref (dpt)	IOL (dpt)	Ref (dpt)	IOL (dpt)	Ref (dpt)	IOL (dpt)	Ref (dpt)
+23,00	-0,78	+23,00	-0,63	+24,00	-0,67	+24,50	-0,88
+22,50	-0,42	+22,50	-0,27	+23,50	-0,31	+24,00	-0,51
+22,00	**-0,06**	**+22,00**	**+0,08**	**+23,00**	**+0,05**	**+23,50**	**-0,15**
+21,50	+0,29	+21,50	+0,43	+22,50	+0,41	+23,00	+0,20
+21,00	+0,64	+21,00	+0,77	+22,00	+0,76	+22,50	+0,55
+21,91	Emmetropie	+22,12	Emmetropie	+23,08	Emmetropie	+23,29	Emmetropie

Abb. 3.5 Die Biometrie weist einen kornealen Astigmatismus auf

Checkliste präopertiv für torische Linsen

- Liegt ein regulärer Astigmatismus von >1,0 dpt vor? (Bei Multifokallinsen ist die Indikation für eine torische HKL auch schon ab 0,75 dpt Zylinder gegeben.)
- Unterscheiden sich Vorderflächenastigmatismus und Gesamtastigmatismus um nicht mehr als 0,5 dpt? Andernfalls Topographie sicherheitshalber nochmals wiederholen, da sich bei einer normalen Hornhaut Vorder- und Rückfläche nicht mehr als 0,5 dpt unterscheiden. Am besten Vorderflächen- und Rückflächenastigmatismus mit zwei unterschiedlichen Geräten messen und vergleichen.
- Ist die Pupille gut erweiterbar?

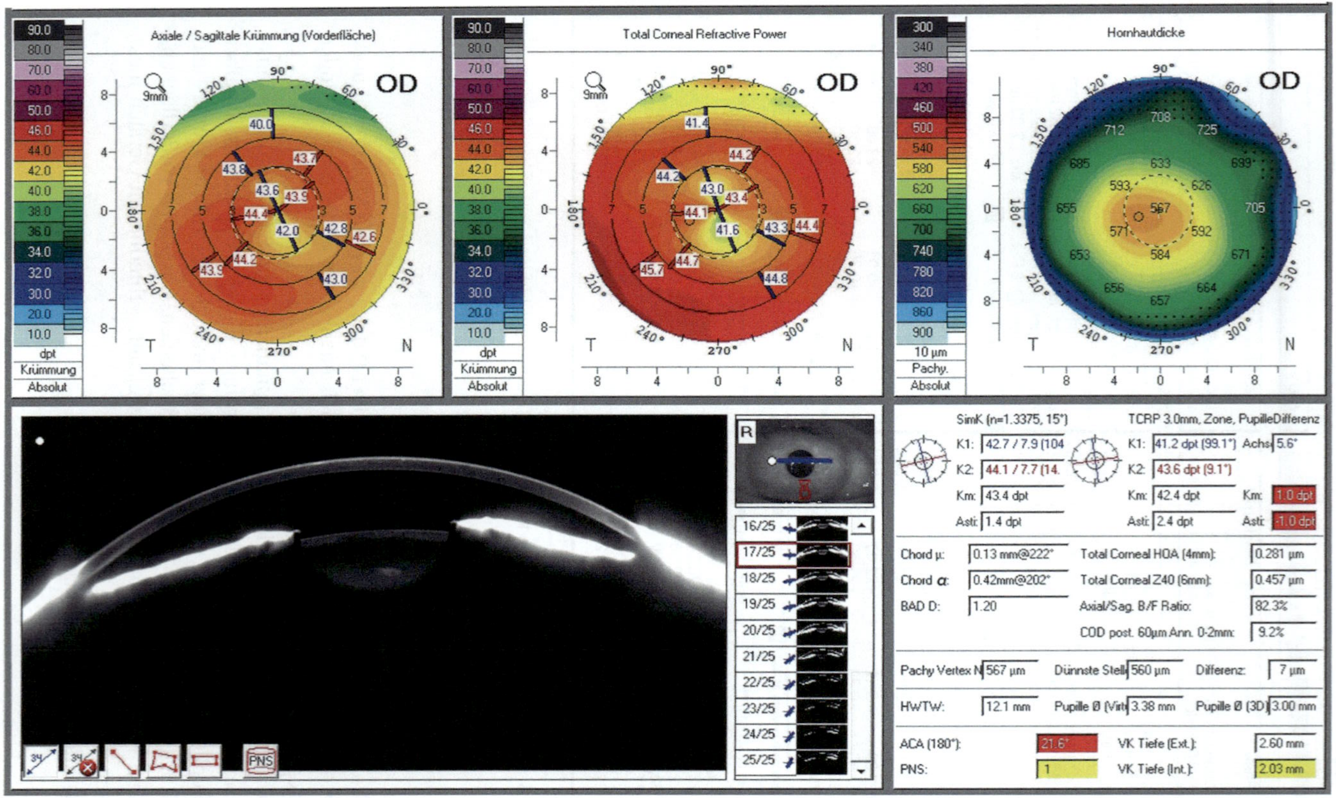

Abb. 3.6 Dasselbe Auge wie in der Biometrie in Abb. 3.5, aber erst die Hornhauttopographie zeigt die Coma temporal unten in der axialen/sagittalen Darstellung

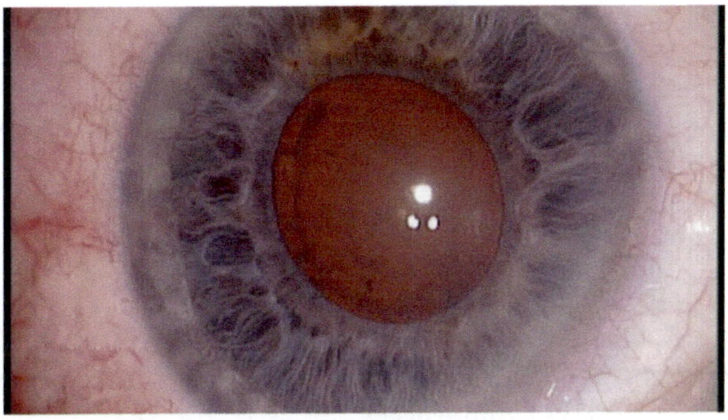

Abb. 3.7 Bei vorliegendem PEX ist die Pupille für die präzise Ausrichtung der torischen HKL in der präoperativ markierten Achse nicht weit genug

- Ist die Biometrie zuverlässig? Wurde eine aktuelle Formel, z. B. EVO2, iolcon.org, Kane, Pearl, verwendet? Firmenkalkulatoren korrigieren häufiger über.
- Ist die Zielrefraktion mit dem Patienten besprochen worden?
- Ist auf dem Operationsplan vermerkt, dass die Achsenlage präoperativ angezeichnet werden muss?
- Ist die tIOL bestellt?
- Wer hält den Eingang der tIOL nach?

Was man für die Berechnung einer torischen HKL/IOL benötigt:

1. Ausdruck der Hornhauttopographie oder -tomographie mit den SimK-Werten (am besten mit zwei unterschiedlichen Geräten die Hornhaut vermessen und die Astigmatismen vergleichen; bei fehlender Übereinstimmung neu messen!)
2. Patientendokumentation mit OP-Auge:
   (a) welches Auge zuerst?
   (b) welche Zielrefraktion?
3. Ausdruck der Biometrie
   (a) mit Ausdruck für IOLs mit Zusatznutzen (Premiumlinsen) und
   (b) entsprechender Zielrefraktion
4. Den eigenen SIA („surgeon induced astigmatism", d. h. die Höhe an Astigmatismus, die man als Operateur induziert). Diesen kann sich jeder Operateur für sich selbst aus seinen prä- und postoperativen Daten berechnen. Aufgrund der Kleinschnitttechnik heutzutage liegt dieser nicht höher als 0,5–0,75 dpt. Der Rückflächenastigmatismus sollte insbesondere bei Z. n. refraktiver Hornhautchirurgie oder Z. n. Keratoplastik mit einbezogen werden und wird bei vielen Formeln anhand des Vorderflächenastigmatismus berechnet. Bei Z. n. refraktiver Hornhautchirurgie sollte auf speziell

darauf ausgerichtete Formeln zurückgegriffen werden (s. Kap. 10), da Standardberechnungsprogramme für torische Linsen immer von regulärem Hornhautvorderflächen- und regulärem Rückflächenastigmatismus ausgehen.

Bei allen tIOL-Berechnungen, bei denen Dioptrie-Werte (dpt) und nicht die Radien (mm) eingegeben werden, benötigt man den refraktiven Index im Rahmen der Berechnung. Dieser lautet für fast alle Topographie- und Scheimpflug-Geräte 1,3375. Nur bei Zeiss-Geräten kommt als refraktiver Index 1,332 zum Ansatz.

3.2 Die Aufklärung über torische Hinterkammerlinsen

Intraoperativ können immer Verhältnisse am Auge vorliegen, die man vorher nicht erwartet hat. Daher empfiehlt es sich, in jeder Kataraktaufklärung zur torischen HKL handschriftlich im Rahmen der Aufklärung zu ergänzen:

- Bei Kapselsackinstabilität keine torische Linse möglich, nur asphärische.
- Möglich, dass die IOL bei Restastigmatismus nachrotiert werden muss.

3.3 Der tHKL-Patient am Operationstag

Es ist ratsam, bereits vorab im Operationsplan festzuhalten, dass es sich nicht nur um einen Patienten mit torischer IOL handelt, sondern dass bei ihm präoperativ – vor der Anästhesie im Sitzen – die Achsenlage markiert werden muss – es sei denn, das OP-Zentrum verfügt über intraoperative, im Mikroskop integrierte Markierungssysteme wie z. B. das Verion. Würde man erst im Liegen die Achse markieren, hätte man den Effekt der Zyklorotation, und der Wert kann von der primären Berechnung um einige Grad abweichen. Wichtig ist, dass der Patient gerade sitzt und sein Kopf weder gekippt noch geneigt ist. Ferner sollte die Hornhaut vor Aufdruck des Markers „trocken" sein.

Verfügt man über ein intraoperatives mikroskopisches Markierungssystem, so muss festgehalten werden, dass der Patient auch in den Operationssaal kommt, in dem das intraoperative Markierungssystem platziert ist, sofern das OP-Zentrum über mehrere Säle verfügt.

Bei den Markierungssystemen gibt es unterschiedliche Möglichkeiten (Popp et al. 2012):

Außerhalb des Operationsraums:

1. Markierung an der Spaltlampe mithilfe der Gradeinteilung des Spaltes sowie Anritzen der Achse mit einer Kanüle im oberflächlichen Epithel,
2. Markierung an der Spaltlampe mit dem Tomark-Marker, der auf die Tonometerköpfchenhalterung in der entsprechenden Achse aufgesetzt wird, nachdem er vorher mit einem Stift an seiner Spitze gefärbt wurde.

Im Operationsbereich:

1. Marker zur Markierung der Referenzebene,
2. direkte Achsenmarkierung, z. B. mit dem Pendelmarker nach Gerten,
3. Robomarker mit Einmalspitze,
4. personalisiertes Foliensystem – wird auf Wunsch von den IOL-Lieferanten mitgesendet,
5. intraoperative Ausrichtung durch digitale „image-guided"-Systeme wie Verion (Alcon) oder Callisto (Zeiss),
6. intraoperative Aberrometrie, z. B. „Optiwave Refractive Analysis"-Systeme (Alcon).

Die besten Markierungssysteme können allenfalls so gut sein, wie die präoperative Vermessung des Auges präzise erfolgt ist.

3.4 Die postoperativen Kontrollen

Die postoperative Kontrolle nach tHKL unterscheidet sich erst einmal nicht von der einer normalen postoperativen Kontrolle nach Kataraktoperation. Dem Untersucher sollte aber bewusst sein, dass eine torische HKL implantiert worden ist.

So werden am 1. postoperativen Tag durchgeführt:

- Visus s.c.,
- objektive Refraktion,
- ggf. subjektive Refraktion mit Visus,
- Tensio,
- Beurteilung des vorderen Augenabschnittes,
- Fundus.

Entscheidend ist bei Zielrefraktion „plan" der Rohvisus. Sollte als Zielrefraktion −2,5 dpt (zum Lesen ohne Brille) angedacht worden sein, macht ein s.-c.-Visus nicht viel Sinn, und es muss refraktioniert werden. Autorefraktoren zeigen am 1. postoperativen Tag aufgrund eines trockenen Auges immer höhere Astigmatismen an, als vom Patienten beim subjektiven Abgleich angenommen werden.

Die zweite und eher entscheidende Nachkontrolle, ob eine Nachrotation vielleicht nötig wird, erfolgt nach 1 Woche:

Wenn bei dieser der s.-c.-Visus <0,7 oder der Astigmatismus in objektiver Refraktion >0,75 dpt ist, dann muss ein subjektiver Abgleich in der Refraktion durchgeführt werden und die Pupille des Patienten weit getropft werden. In Mydriasis kann dann durch Einstellen des Spaltes auf die Markierung der tHKL an der Spaltlampe die aktuelle Achsenlage abgelesen werden (bei der Haag-Streit-Spaltlampe geht das immer, bei den Zeiss-Spaltlampen nur bei Modellen der höheren Klasse). Abschn. 3.5 zeigt, wie überprüft wird, ob eine Nachrotation Sinn macht.

3.5 Wann und wie nachrotieren?

Torische Linsen sollten immer zu einer Verbesserung des Befundes führen. Aufwendiges Markieren und korrektes intraoperatives Ausrichten schützen letztendlich aber nicht davor, dass eine torische IOL in den ersten Stunden bzw. Tagen fehlrotieren kann. Dieses Risiko ist umso größer, je asymmetrischer die Kapsulorhexis ist oder je größer der Kapselsack nach Entfernung der Katarakt ist (Abb. 3.8: In diesem Fall ist die Rhexis zu groß; das ist am ehesten der Grund, weshalb die torische HKL dezentriert war und nachrotiert werden musste. Die rote Linie stellt die derzeitige Achsenlage dar, die grüne Linie die Soll-Achsenlage).

Bei großen Rhexen oder großem Kapselsack (hochmyope Augen) kann die IOL eher fehlrotieren. Auch das sollte bei der Entscheidung für oder gegen eine torische IOL mit berücksichtigt werden, wenn es sich z. B. um ein hochmyopes Auge

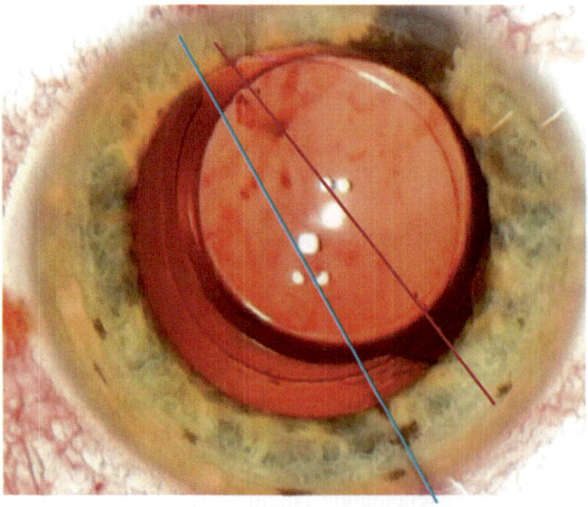

Abb. 3.8 Auge mit torischer HKL, die nicht in der korrekten Achsenlage liegt. Die Ursache für die Malrotation ist hier am ehesten in der zu großen Kapsulorhexis begründet: Die rote Linie stellt die derzeitige Achsenlage dar, die grüne Linie die Soll-Achsenlage

handelt, das eher einen großen Kapselsack hat. Die Überlegung, dass ein Kapselspannring eine Rotation eher verhindert, hat sich in einer Multicenter-Studie nicht bestätigt (Hahn et al. 2019), während andere Studien (Lin et al. 2025) inzwischen Gegenteiliges nachweisen.

Eine Nachrotation sollte nicht in der ersten Woche erfolgen, da sich der Kapselsack zu dem Zeitpunkt noch nicht geschlossen hat. Viel besser ist eine Nachrotation nach drei Wochen, auch wenn der Patient aufgrund von Unzufriedenheit vorher drängen mag. Die Chance, dass die tHKL in der nachrotierten Position verbleibt, ist viel höher, wenn man erst nach drei bis vier Wochen nachrotiert. Hierbei ist klarzustellen, dass die initial bestimmte Ausrichtung der tHKL postoperativ nicht immer die richtige sein muss. Daher sollte jede Nachrotation im Vorfeld abgewogen werden. Es gibt internetbasierte Programme wie www.astigmatismfix.com, mit denen die Implantationsachse mit den nun postoperativ erhaltenen Werten neu berechnet werden kann. Für dieses Programm benötigt man:

1. die aktuelle Refraktion mit Visus,
2. den unkorrigierten Visus,
3. den Zeitpunkt nach der Operation,
4. die Korrektur des Zylinders der tHKL auf Hornhautebene (bei manchen IOL-Modellen berechnet das Programm diesen automatisch),
5. die ursprünglich berechnete Zylinderachse,
6. die aktuelle Zylinderachse.

Das Programm gibt am Ende eine Einschätzung ab, ob sich die Nachrotation lohnt. Falls eine Nachrotation keinen Sinn macht, aber ein deutlicher Astigmatismus den Rohvisus stört, kann man dem Patienten eine Touch-up-Excimerlaser-Operation anbieten, die aber als IGeL-Leistung abzurechnen ist.

3.6 Torische Hinterkammerlinsen bei abnormaler Hornhaut (Keratokonus, Z. n. Keratoplastik)

Korneal vorerkrankte Augen, etwa bei Keratokonus und Z. n. Keratoplastik, weisen oft einen hohen präoperativen Astigmatismus auf. So reizvoll es erscheint, hier eine tHKL einzusetzen, umso mehr muss man sich über die Folgen im Klaren sein. Bei einem Keratokonus wird sich der Astigmatismus im Laufe der Zeit verändern, sodass die tHKL immer weniger ihren Korrekturzweck erfüllt.

Augen mit Z. n. Keratoplastik benötigen im Laufe ihres Lebens unter Umständen eine Rekeratoplastik, bei der dann eine tHKL in der Regel refraktiv nicht mehr passt.

Aus diesem Grund ist immer nur dann an eine tHKL zu denken, wenn man davon ausgehen kann, dass sich an der Kornea keine nennenswerten Veränderungen mehr ergeben werden. Alternativ kann man je nach Höhe des Astigmatismus im Verlauf eine torische Add-on-IOL zur Reduktion des Astigmatismus einsetzen.

Literatur

Hahn U, Krummenauer F, Schmickler S, Koch J (2019) Rotation of a toric intraocular lens with and without capsular tension ring: data from a multicenter non-inferiority randomized clinical trial (RCT). BMC Ophthalmol 143. https://doi.org/10.1186/s12886-019-1147-5

Lin H, Zhang Y, Xie X, Tan X, Jin L, Zhang J, Luo L, Liu Y (2025) Capsular tension ring implantation for intraocular lens position: a systematic review and meta-analysis. JAMA Ophthalmol 143(8):643–651. https://doi.org/10.1001/jamaophthalmol.2025.1623. PMID: 40504499; PMCID: PMC12163718

Popp N et al (2012) Evaluation of 4 corneal astigmatic marking methods. J Cataract Refract Surg 38:2094–2099

Visser N et al (2013) Toric intraocular lenses: historical overview, patient selection, IOL calculation, surgical techniques, clinical outcomes, and complications. J Cataract Refract Surg 39:624–637

4 EDOF-Linsen („Enhanced Depth of Focus“) bzw. IROF-Linsen („Increased Range of Focus“)

Zusammenfassung

Die EDOF-Linsen stellen einen Kompromiss zwischen den Monofokal-Plus-Intraokularlinsen (Monofokal-Plus-IOLs) und den multifokalen Intraokularlinsen (MIOLs) dar, wenn eine Brillenunabhängigkeit gewünscht ist, eine Lesebrille aber in Kauf genommen wird. Wie im Kapitel „Multifokallinsen“ ausführlich berichtet, müssen für multifokale Linsen die Augengesundheit und Kompromissbereitschaft hoch sein. EDOF-Linsen eignen sich für Patienten, die am PC/Laptop und Smartphone aktiv sind. Eine Lesefähigkeit ohne zusätzliche Brille kann den Patienten nicht versprochen werden. Ebenso treten auch bei EDOF-Linsen Halos und Glare auf, wenn auch nicht so stark wie bei den typischen Multifokallinsen.

4.1 Prinzip der diffraktiven EDOF-Linsen

Amerikanischer Standard für die Einteilung und Klassifikation von Intraokularlinsen (IOLs) ist ANSI Z80.35 („American National Standard for Ophthalmics – Extended Depth of Focus Intraocular Lenses“). Dieser Standard wird von American National Standards Institute (ANSI) in Zusammenarbeit mit der Optical Laboratories Association (OLA) und anderen Fachgremien entwickelt. Darüber hinaus gibt es für weitere Intraokularlinsen folgende Standards:

- **ANSI Z80.7:** „American National Standard for Ophthalmics – Intraocular Lenses“ (betrifft grundlegende Anforderungen, Prüfmethoden und die Klassifikation von IOLs),
- **ANSI Z80.35:** speziell für EDOF-IOLs.

S. Schmickler, *Intraokularlinsen*, https://doi.org/10.1007/978-3-662-72707-2_4

Diese Standards definieren die Anforderungen an Sicherheit, optische Eigenschaften, Klassifikation und Prüfverfahren für Intraokularlinsen in den USA. Sie werden von der FDA als „Recognized Consensus Standards" für die Zulassung und Klassifizierung von IOLs herangezogen.

Wenn man sich aber weiter mit der Definition von EDOF-Linsen auseinandersetzt, wird man feststellen, dass es auch eine ESCRS Functional Vision Working Group gibt und dass sich auch AECOS (American-European Congress of Ophthalmic Surgery) mit der Definition der unterschiedlichen presbyopiekorrigierenden Intraokularlinsen auseinandersetzt und dass sich abweichende Definitionen finden.

Festzuhalten ist jedenfalls, dass EDOF-Intraokularlinsen eine spezielle Form refraktiv korrigierender Intraokularlinsen sind, die bei der Kataraktchirurgie oder dem Clear-Lens-Exchange zur Anwendung kommen. Das Prinzip dieser IOLs ist, die Tiefenschärfe des Auges zu erweitern.

Definition: Eine EDOF-Intraokularlinse ist eine Linse, die mittels optischer Prinzipien (z. B. asphärische Flächen, spezielle Zonen, diffraktive oder refraktive Strukturen) einen verlängerten Brennweitenbereich erzeugt. Dadurch wird nicht wie bei multifokalen Linsen das Licht auf mehrere diskrete Brennpunkte (z. B. für Ferne und Nähe) aufgeteilt, sondern es entsteht ein kontinuierlicher Bereich scharfen Sehens – insbesondere für die Ferne und den Intermediärbereich, teilweise auch für die Nähe.

Diffraktive EDOF-Linsen haben zwei bis drei Brennpunkte knapp hintereinander, die zu einem breiten Brennpunkt verschmelzen (z. B. Puresee von J&J).

Es gibt aber auch refraktiv aufgebaute EDOF-Linsen (Vivity von Alcon oder die Isopure von BVI).

Insgesamt kann man bei EDOF-Linsen aber nur mit einer Tiefenschärfe bis zu 1,5 dpt rechnen. Die Nahsicht ist daher meistens nicht so gut wie bei klassischen multifokalen Linsen, weshalb der Patient präoperativ über das Tragen einer Lesebrille aufgeklärt werden sollte.

Vorteil gegenüber den Multifokallinsen ist, dass die EDOF-Linsen weniger photische Phänomene im Vergleich zu klassischen multifokalen IOLs aufweisen, was modellabhängig und letztlich auch patientenabhängig ist. Der Seherfolg der EDOF-Linsen hängt stark von ihrer Zentrierung ab, die aufgrund des intraindividuellen Kapselsackschrumpfungsverhaltens nicht vorhergesagt werden kann. Die häufigsten Nebenwirkungen von EDOF-IOLs sind Halos, Blendung und ein leichter Verlust der Kontrastempfindlichkeit. Halos sind Nebeneffekte des optischen Systems. Es kommt dabei zu Lichtkreisen und Leuchtringen um Lichtquellen.

4.2 Indikationen für EDOF-Linsen

Indikationen für EDOF-Linsen sind Patienten,

- die keine MIOL verlangen, das heißt nicht die volle Tiefenschärfe („full range of focus") verlangen,
- die noch aktiv (z. B. Computer, Autofahren) sind,
- die bereit sind, noch eine Lesebrille zu tragen.

Bei den EDOF-Linsen haben sich in den letzten Jahren IOLs wie die Eyhance und Puresee von J&J, die EMV von Rayner und die Vivity von Alcon hervorgetan. Keine der IOLs kann den gesamten Bereich abdecken. Aber durch Auswahl unterschiedlicher EDOF-IOLs für das rechte und linke Auge oder durch Mix and Match mit einer Multifokallinse im nichtdominanten Auge kann ein weiterer Tiefenschärfebereich erzielt werden. Hierzu sollte der Anwender aber erst Erfahrungen mit den Linsenmodellen haben, bevor ein solcher „Mix" dem Patienten angeboten und implantiert wird.

4.3 Die Lochblendenlinse

Eine weitere Möglichkeit, die Tiefenschärfe zu erhöhen, besteht in der Indikation für eine Lochblendenlinse wie die IC-8 Aphtera. Bereits 2015 wurde das KAMRA-Inlay von AcuFocus für die Presbyopiekorrektur als Inlay in die Hornhaut von der FDA zugelassen. Hierbei handelte es sich um ein im Durchmesser 3,8 mm messendes, PVDF- (Polyvinylidenfluorid-)Carbon-beschichtetes Inlay mit 8400 Mikroperforationen zur Ernährung der Cornea. Das nur 5 µm dünne Implantat funktionierte nach dem Vorbild einer Lochblende mit einer Durchmesseröffnung von 1,6 mm und einem Außendurchmesser von 3,8 mm. Es wurde in das nichtdominante Auge implantiert und sollte durch Tiefenschärfe eine Korrektur von 2 Dioptrien erreichen. Es galt als reversibel und komplikationsarm und sollte unabhängig vom Fortschreiten der Presbyopie wirken. Letztendlich zeigte sich aber eine „beschränkte" Wirksamkeit. Auch gestalteten sich spätere Eingriffe als schwieriger durchführbar, da zum Beispiel ein Netzhaut-OCT häufig nicht funktionierte und die Koagulation peripherer Netzhautlöcher auch teilweise unmöglich war.

Einen interessanten Ansatz verfolgte die amerikanische Firma AcuFocus mit der Konzeption der Lochblendenlinse IC-8. Es handelt sich hierbei um eine Intraokularlinse mit eingebauter Blende (Abb. 4.1), die im Rahmen der Kataraktchirurgie zur Presbyopiekorrektur implantiert wird. Die IC-8 Aphtera ist CE-zertifiziert und wird

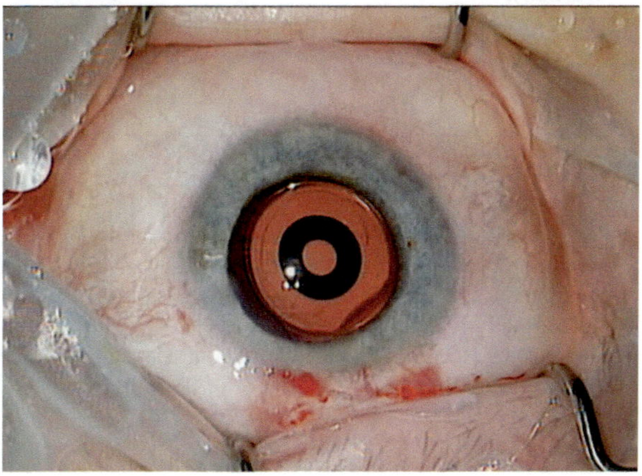

Abb. 4.1 Die IC-8-Aphtera-IOL am Ende der Operation

im Rahmen des chirurgischen Eingriffs dauerhaft in das nichtdominante Auge implantiert. Es handelt sich um eine einteilige IOL aus hydrophobem Acryl mit 6mm Optikdurchmesser, asphärisch-bikonvexem Design und UV-Blocker, einem Gesamtdurchmesser von 12,5 mm mit 5°-Abwinklung, erhältlich von +16,0 bis +27,0 D in 0,5-D-Schritten, mit zentral eingebetteter PVDF-Maske und 3,23 mm Außendurchmesser und 1,36 mm Innendurchmesser.

Die 2015 durchgeführte europäische Studie zur Ermittlung der klinischen Akzeptanz der IC-8, bei der die Implantation der IC-8-IOL in das nichtdominante Auge und einer asphärischen, farbfreien monofokalen IOL in das Partnerauge erfolgte, ergab mit Zielrefraktion Emmetropie im dominanten Auge und der kontralateralen Implantation der IC-8-IOL eine Tiefenschärfe von bis zu 3,0 D Gebrauchsvisus, was nicht mit einem Lesevisus zu verwechseln ist. Die IC-8-Blendenlinse wird wie bei Standard-IOLs implantiert: Die Haptiken sollten nach Möglichkeit in die 6- und 12-Uhr-Position gebracht werden. Eine leicht nasalständige Ausrichtung wurde empfohlen. Die Lochblendenlinse erhielt im Jahr 2022 die FDA-Zulassung und wird von Bausch + Lomb vertrieben. Zu bedenken ist, dass der Einblick auf die Netzhaut erschwerter als bei einer Monofokallinse ist und auch Aufnahmen mit dem OCT nicht problemlos durchzuführen sind.

4.4 Indikationen für die Lochblendenlinse

Indikationen für die Lochblendenlinse sind Patienten mit Wunsch nach Presbyopiekorrektur und

- Ausgangsbefunden mit Aberrationen höheren Ausmaßes, z. B. bei Z. n. radiärer Keratotomie (van den Berg et al. 2025),
- Z. n. Hornhautverletzung und konsekutivem irregulärem Astigmatismus (Schultz und Dick 2016),
- bei nur einseitiger Operationsindikation (Lochblendenimplantation erfolgt in das nichtdominante Auge und eine Zielrefraktion von –0,75 dpt sollte angestrebt werden),
- Z. n. refraktiver laserchirurgischer Operation.

Literatur

van den Berg RM, DeVaro S, Rocha KM, Fetrin de Barros M, Klyce SD (2025) Predicted visual impact of a small aperture intraocular lens in reducing higher order aberrations in post-radial keratotomy patients. Vision (Basel) 9(2):46. https://doi.org/10.3390/vision9020046. PMID: 40559709; PMCID: PMC12197438

Schultz T, Dick HB (2016) Small-aperture intraocular lens implantation in a patient with an irregular cornea. J Refract Surg 32(10):706–708. https://doi.org/10.3928/1081597X-20160721-01. PMID: 27722759

Multifokallinsen (MIOL) 5

Zusammenfassung

Multifokallinsen gehören zu den von den Patienten mittlerweile meist nachgefragten Premiumlinsen. Vom Namen her versprechen sie eine stufenlose Korrektur von fern bis nah, was bei multifokalen IOLs aber nicht der Fall ist. Die heutigen Multifokallinsen sind überwiegend IOLs vom diffraktiven Typ, sind trifokal und verfügen somit über drei Brennpunkte: für die Nähe bei ca. 33 cm, für den Zwischenbereich bei 67 cm und für die Ferne über 80 cm. Da sie zu einem Verlust beim Kontrastsehen führen, sollten sie nur bei Augen ohne weitere Pathologie außer einer Linsentrübung eingesetzt werden. Über Halos und Glare und das Risiko einer Restrefraktion mit einer erforderlichen (kostenpflichtigen) Nachkorrektur ist der Patient im orientierenden Gespräch im Rahmen der Voruntersuchung explizit aufzuklären.

5.1 Der Aufbau diffraktiver Multifokallinsen

Den Unterschied im Strahlengang bei einer monofokalen Linse, einer Multifokallinse vom refraktiven und einer vom diffraktiven Typ kann man mit grünem Laserlicht in einem Wasserbad darstellen:

Sowohl Damien Gatinel (Gatinel et. Houbrechts, 2013) als auch andere Autoren haben hierzu grünes Laserlicht der Wellenlänge 550 nm durch eine Linse in einem Wasserbad geschickt. Damit die Laserstrahlen deutlicher dargestellt werden können, hat man dem Wasserbad einen Tropfen Milch zugegeben.

Die Monofokallinse erzeugt **einen** Brennpunkt.

Das aus einer diffraktiven Linse vom bifokalen Typ heraustretende Licht erzeugt zwei Brennpunkte:

S. Schmickler, *Intraokularlinsen*, https://doi.org/10.1007/978-3-662-72707-2_5

Der eine Strahlengang trifft sich im Nahfokus und der andere im Fernfokus. Sofern die Pupillen größer als 1,5 mm sind, kommt es immer zu zwei Brennpunkten. Diffraktive Brennpunkte haben eine hohe Qualität.

Der Strahlengang durch eine refraktive Multifokallinse zeigt immer mehrere Brennpunkte, die aber jeder für sich leicht unscharf wirken können.

In den Anfängen der MIOLs waren Modelle wie die Array von AMO refraktiv. Der Nachteil war, dass diese für die Nähe vielfach nicht ausreichend korrigierten. Weiterhin auf dem Markt sind noch Bifokallinsen, auch Segment-IOLs genannt. Das Gros der MIOLs machen aber trifokale diffraktive MIOLs aus, weshalb auf das Prinzip dieser IOLs im Weiteren eingegangen wird:

Die Wirkung der Linse beruht auf einer Kombination von Refraktion, also Brechung, und Diffraktion, also Beugung des Lichtes. Diese zwei optischen Prinzipien werden hier miteinander kombiniert. Ausgehend vom Wellencharakter des Lichtes besagt das Huygens'sche Prinzip, dass jede Welle Ausgangspunkt einer neuen sein kann. Durch gegenseitige Auslöschung und Verstärkung entsteht der Eindruck einer ebenen Wellenfront. Trifft eine Wellenfront auf einen Spalt, entsteht eine neue Welle. Die Wellenbewegung wird quasi in den Raum hinter dem Spalt abgelenkt, gebeugt. Liegen zwei Spalten nebeneinander, entsteht an jedem dieser Spalten eine neue Welle. Diese Wellen überlagern sich und es entsteht das bekannte Interferenzmuster. Durch Verstärkung findet eine Beugung der Welle, eine Ablenkung aus ihrer ursprünglichen Richtung, statt. Es entstehen Wellenmaxima verschiedener Ordnung und Intensität. Je nach Abstand der Spalten zueinander erfährt das Licht eine mehr oder weniger starke Beugung. Wird der Abstand der Spalten zum Rand hin immer kleiner, treffen sich die Beugungsmaxima in einem virtuellen Brennpunkt. Die auf der Linse eingepressten konzentrischen Rillen stellen ein solches Beugungsgitter dar. Durch ihre spezielle Anordnung entsteht somit durch Beugung eine zur Presbyopiekorrektur nutzbare Wirkung.

Eine diffraktive Linse hat über den gesamten optisch nutzbaren Bereich gleichzeitig zwei Wirkungen. Die Fernkorrektur erfolgt durch den refraktiven Anteil der Linse, die Nah- und Intermediärkorrektur durch die zusätzlichen Beugungsringe. Eine diffraktive Linse zählt zu den simultanen Linsentypen. Das Ausmaß der Nahaddition wird durch die Breite und Anzahl der Spalten erreicht.

Da hierbei zwei Prinzipien übereinander wirken, gibt es keine Dominanz eines Bildes. Die Bilder haben häufig nicht die gleiche Helligkeitsverteilung – manche Hersteller geben mehr Licht in den Nahpunkt, andere mehr in den Intermediärbereich. Die auf der Netzhaut entstehenden Bilder sind durch die Lichtverteilung allerdings dunkler, da jedes Abbildungsverfahren nicht 100 % des einfallenden Lichts erhält. Es gilt heutzutage: Modernes diffraktives Linsendesign lässt fast jede Lichtverteilung zu. Das diffraktive Design ermöglicht eine differenzierte Verteilung des Lichts auf drei Brennpunkte, ein gewisser geringer Teil geht bei der Abbildung verloren. Die Verteilung des Lichts ist modellspezifisch unterschiedlich – der Intermediärbereich steht bei der Lichtverteilung zumeist dann doch an dritter Stelle. Der Lichtverteilung sind Grenzen gesetzt, da die einfallende Lichtmenge gleich bleibt.

5.2 Für wen eignen sich Multifokallinsen?

Fast jeder Patient hat von Linsen gelesen, bei denen man nach der Kataraktoperation keine Brille mehr benötigen soll. Wunsch und Wirklichkeit unterscheiden sich bei der Multifokallinse wie bei keiner anderen Premiumlinse.

Geeignete Patienten für diffraktive Multifokallinsen sind u. a. nach Mester et al. (2014):

- aktive Patienten, d. h. Patienten, die viel Sport treiben, wie Golf spielen und im Garten arbeiten,
- Patienten, die gern lesen,
- Patienten, die nachts wenig Auto fahren,
- Patienten, die nicht viel am Computer arbeiten,
- Patienten, die nicht „das Haar in der Suppe suchen“,
- Patienten, die sich an ihrer schlecht geputzten Brille nicht stören,
- vor allem Patienten, die einen enormen Leidensdruck unter ihrer Brille haben und alle Einschränkungen einer MIOL – etwa hinsichtlich Kontrastsehen, Kontrastverlust in der Dämmerung/Dunkelheit und Touch-up zur refraktiven Feinkorrektur – als „nicht so wichtig – Hauptsache: keine Brille!“ erachten.

Berufe wie Taxi-, Bus- und Fernfahrer sind wegen der Nachtfahrten und der Gefahr, sich durch Halos gestört zu fühlen, eher eine Kontraindikation.

Neben einer guten Anamnese helfen neue Technologien wie die Wellenfrontanalyse, glückliche Patienten mit Multifokallinsen sicherer im Vorfeld auszuwählen. Wichtig ist auch, im Vorfeld zu eruieren, welche Erwartungen der Patient an diese Linse stellt. Immer mehr Patienten kommen in die Praxen und wünschen eine Brillenfreiheit, weil sie von den Linsen gelesen haben, die, wie sie selber meinen, komplett brillenfrei machen. Die Multifokallinsen haben sich weiterentwickelt, sodass man sehr dankbare Patienten erhält, wenn sie richtig ausgewählt wurden. Die modernen Multifokallinsen sind heutzutage Trifokallinsen, die gegebenenfalls auch in Kombination mit einer EDOF-IOL im zweiten Auge zu einer Vergrößerung des Sehbereichs führen. Wichtig bleibt immer eine sachliche Aufklärung, in der von einer möglichst weitgehenden Brillenunabhängigkeit und nicht von einer Brillenfreiheit gesprochen werden sollte.

Bei der Indikationsstellung für Multifokallinsen muss zwischen dem Katarakt- und dem refraktiven Patienten unterschieden werden. Gerade der Kataraktpatient freut sich über jede Visusstufenverbesserung, kennt Halos aufgrund der Katarakt und ist daher leichter zu betreuen als der refraktive Patient.

Der refraktive Patient, der die Multifokallinsenimplantation zum Ausgleich seiner Fehlsichtigkeit durchführen lässt, hat eine hohe Erwartungshaltung, da er nur einen 100%igen s.-c.-Visus mit Multifokallinse akzeptieren wird, zudem muss er die Operation ja zu 100 % selbst zahlen. Hier darf die Leistung gegenüber dem

Patienten nicht mit der Kassenärztlichen Vereinigung abgerechnet werden. Eckpunkt der Aufklärung sollte immer sein, dass man eine komplette Brillenfreiheit nicht gewährleisten kann und daher nur von einer „relativen Brillenunabhängigkeit" sprechen sollte.

Multifokallinsen sollten nur implantiert werden,

- wenn gleichzeitig bereits eine Altersweitsichtigkeit vorliegt,
- wenn nachts nicht viel selber Auto gefahren wird und
- wenn die Hornhautverkrümmung <1,0 dpt beträgt, andernfalls sollte auf eine torische Multifokallinse ausgewichen werden, die mit nochmals höheren Kosten verbunden ist,
- wenn das Endothel gesund ist,
- wenn in der Wellenfrontanalyse High-Order-Aberrationen unter 0,3 µm betragen,
- wenn die Makula im OCT unauffällig ist,
- wenn der Chord µ (Angle Kappa, Winkel zwischen visueller Achse und optischer Achse) < 0,5 µm beträgt. Abb. 5.1 zeigt ein extremes Beispiel, wie Pupillenmitte, Apex und Vertex auseinanderliegen können. Dieses Auge ist für eine Multifokallinse nicht geeignet. Hier sollte vielmehr eine aberrationsneutrale IOL verwendet werden.

Bei den Multifokallinsen haben sich die diffraktiv aufgebauten Linsen (durchgesetzt. Der Hype um das Mix and Match – ein Auge erhält eine diffraktiv aufgebaute und das andere Auge eine refraktiv aufgebaute Multifokallinse – ist lange vorbei. Seit Jahren haben sich die Trifokallinsen zur Verbesserung des Intermediärvisus wie die Odyssey von J&J, die Finevision von BVI oder die Gemetric von Hoya neben entsprechenden Trifokallinsen anderer Hersteller durchgesetzt.

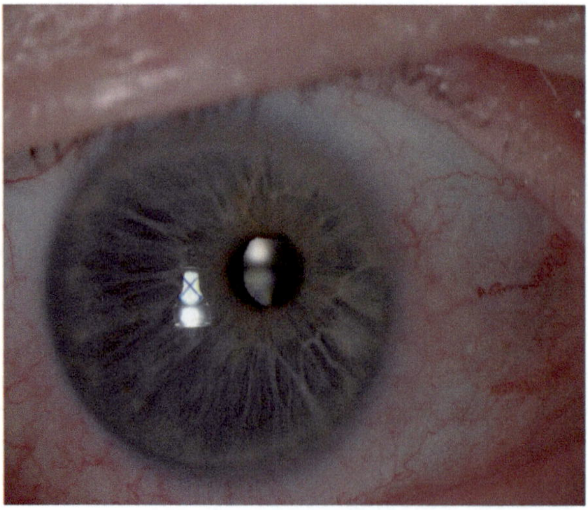

Abb. 5.1 Auge mit exzentrischer Pupille – hier liegen Pupillenmitte, Apex und Vertex weit auseinander – eine Multifokallinse sollte nicht in so ein Auge implantiert werden

5.3 Voraussetzungen für MIOLs

Um genau feststellen zu können – nachdem der Patient sein Interesse an Multifokallinsen bereits geäußert hat –, ob er wirklich dafür geeignet ist, sind folgende Untersuchungen ein „Muss“:

1. Refraktion/Visus,
2. Tensio,
3. BUT („break-up time“),
4. Hornhauttomographie mit kornealer Wellenfront und Winkel-Kappa-Bestimmung,
5. Endothelzellmessung,
6. optische Biometrie,
7. Netzhautuntersuchung in Mydriasis,
8. OCT zum Ausschluss einer makulären Pathologie,
9. Beurteilung des Chord μ bzw. Winkel Kappa.

Die Bestimmung der Pupillengröße (mesopisch und skotopisch) ist wünschenswert, wird aber zunehmend durch die Informationen der anderen Untersuchungen ersetzt.

Von Multifokallinsen empfiehlt es sich, bei Patienten Abstand zu nehmen, die keinen Kompromiss eingehen möchten oder die einen irregulären Astigmatismus aufweisen (daher immer auch die Grafiken der Hornhauttopographie/-tomographie anschauen und sich nicht allein auf die Messdaten verlassen!). In Abb. 5.2 und 5.3 erkennt man in der Hornhauttopographie einen irregulären Astigmatismus. Im Falle der Implantation einer Multifokallinse würde der Patient vermehrt unter Halos lei-

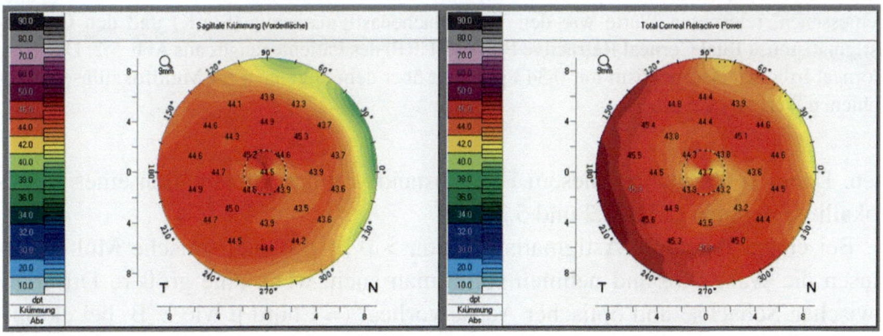

Abb. 5.2 Die Hornhaut weist einen irregulären Astigmatismus auf. Ein Patient würde unter einer Multifokallinse vermehrt Halos sehen. Daher in diesem Fall keine Multifokallinse implantieren. Diese Abbildung zeigt die sagittale Krümmung der Vorderfläche links im Bild und die Total Corneal Refractive Power rechts. Die dazugehörigen Messwerte dieses Patienten sind in Abb. 5.3 dargestellt

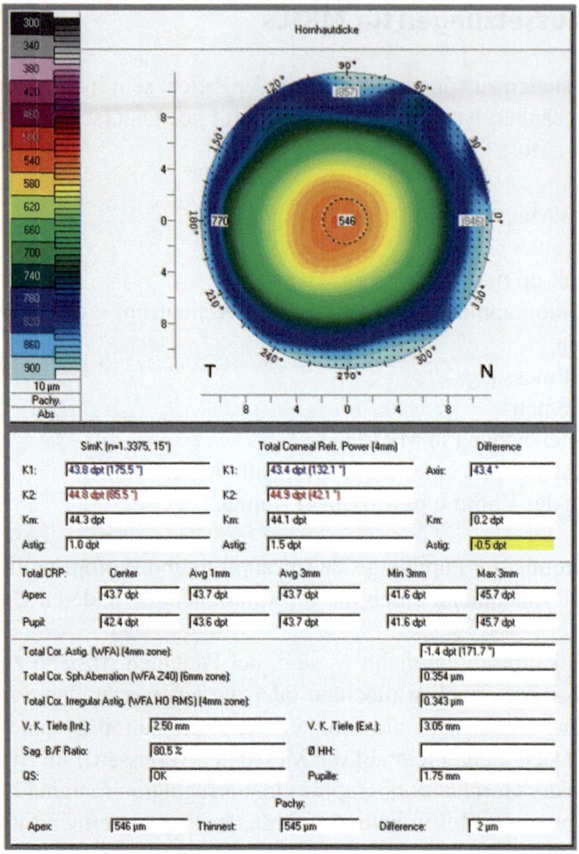

Abb. 5.3 Diese Abbildung zeigt die Hornhautdicke oben im Bild und unten eine Auflistung aller gemessenen, relevanten Werte wie den Vorderflächenastigmatismus (SimK) und den Gesamtastigmatismus (Total Corneal Refractive Power, TCRP) des Patientenauges aus Abb. 5.2. Der Total Corneal Irregular Astigmatism mit 0,343 µm liegt über dem allgemein für Multifokallinsen empfohlenen Wert von 0,3 µm

den. Daher sollte man in diesem Fall Abstand von der Implantation einer Multifokallinse nehmen (Abb. 5.2 und 5.3).

Bei einem regulären Astigmatismus von > 0,75 dpt sind torische Multifokallinsen die Wahl. Abstand nehmen sollte man auch, wenn eine größere Differenz zwischen Sehachse und optischer Achse vorliegt (= Chord µ wie z. B. bei ektopischer Pupille), da dann das Zentrum der Multifokallinse nicht in der Sehachse des Patienten (= visuelle Achse) zu liegen kommt.

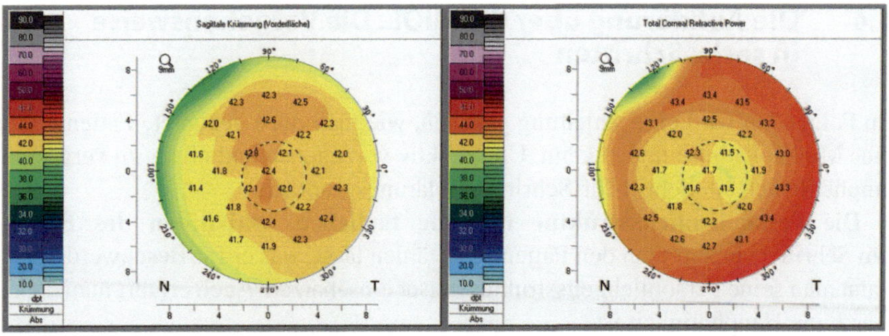

Abb. 5.4 Hornhauttopographie eines Patienten, der für eine Multifokallinse geeignet ist. Diese Abbildung zeigt die sagittale Krümmung der Vorderfläche links und die Total Corneal Refractive Power rechts. Die Topographie zeigt nur einen geringen regulären Astigmatismus. Weitere Messwerte dieses Patienten siehe

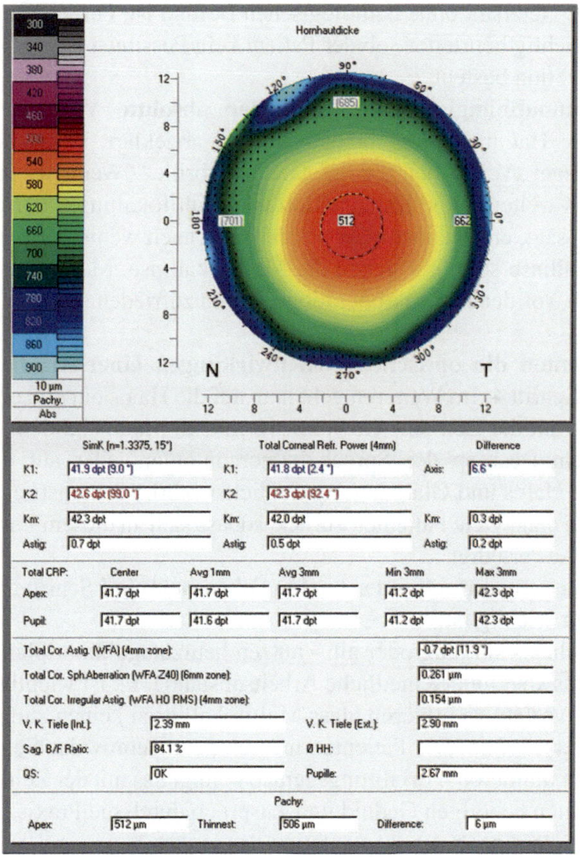

Abb. 5.5 Weitere Werte des Patientenauges aus Abb. 5.4, bei der der Patient für eine Multifokallinse geeignet ist. Diese Abbildung zeigt oben im Bild die Hornhautdicke und unten im Bild eine Auflistung aller relevant gemessenen Werte: Der Total Corneal Irregular Astigmatism ist mit 0,154 µm niedrig und daher günstig für eine Multifokallinse

5.4 Die Aufklärung über die MIOL: Die Vorgehensweise in sechs Schritten

Im Folgenden wird eine Anleitung gegeben, wie man doch geeignete Patienten für eine Multifokallinse finden kann. Um effektiv vorzugehen und nichts zu vergessen, empfiehlt sich ein Schritt-für-Schritt-Aufklärungsgespräch:

Die Persönlichkeitsstruktur und die täglichen Aktivitäten des Patienten Schritt 1: Indem man den Patienten erzählen lässt, was er für Beschwerden hat, kann man seine Persönlichkeitsstruktur besser einschätzen. Auch erfährt man dabei, was seine Haupttätigkeit ist.

Untersuchungsergebnisse auf Ein- und Ausschlusskriterien überprüfen Schritt 2: Im Weiteren prüft man kritisch, ob die Einschlusskriterien passen, d. h. ob eine höhere presbyope Hyperopie oder Myopie vorliegt, ob der Astigmatismus <0,75 dpt beträgt, ob eine gesunde Hornhaut, niedrige High-Order-Aberrationen, eine Chord μ <0,5 µm etc. vorliegen und ob der Patient nachts wirklich wenig Auto fährt und seine Netzhaut ohne pathologischen Befund ist. Ferner kann man in dem Gespräch vorsichtig beurteilen, ob der Patient kein Pessimist ist und auch nicht auf einer Planrefraktion besteht.

Ist Brillenunabhängigkeit wirklich der absolute Wunsch des Patienten? Schritt 3: Hat man diese beiden Schritte abgeklärt, kommt die alles entscheidende Frage: „Verfluchen Sie Ihre Gleitsichtbrille?“ Wenn der Patient „ja“ angibt, kann man weiter an die Implantation von Multifokallinsen denken. Wenn der Patient „nein“ sagt, entscheidet man sich besser – auch wenn medizinisch alles für eine Multifokallinse spricht – gegen die Multifokallinse. Menschen, die mit ihrer Gleitsichtbrille vor der Kataraktoperation nicht unzufrieden sind, sollte man dabei belassen.

Dem Patienten die optischen Nebenwirkungen einer MIOL bildlich demonstrieren Schritt 4: Im Weiteren geht man auf die Halos ein und erklärt, dass bei Halos zumeist mit der Zeit eine Gewöhnung eintritt. Man zeigt dem Patienten entweder auf dem Desktop des Sprechzimmercomputers oder auf dem iPad Abbildungen, die Halos und Glare unterschiedlicher Stärke demonstrieren (Abb. 5.6). Hier schrecken dann viele Patienten zurück, sodass sich an diesem Punkt das Thema „Multifokallinse“ erledigt.

Die Illusion vom stufenlosen scharfen Sehen nehmen! Schritt 5: Was im Weiteren noch sehr wichtig ist:

Alle Menschen – ob jung oder alt – nutzen heutzutage Smartphone, Tablet und Computer – das sind unterschiedliche Arbeitsabstände. Es ist wichtig, dem Patienten bereits im Vorfeld zu erklären, dass Multifokallinsen keinen stufenlosen Fokus beim Sehen verschaffen. Die Patienten müssen postoperativ das Sehen mit Multifokallinse „erst trainieren“. Erfahrungsgemäß gelingt das mit der Zeit immer besser, aber die Patienten benötigen Geduld und Zuspruch durch die Praxis.

Wichtig ist, dass nach der Implantation des ersten Auges und einer dann noch vorliegenden Unzufriedenheit nicht direkt Abstand von der Implantation einer Multifokallinse am zweiten Auge genommen wird. Es ist enorm wichtig zu eruieren, wieso der Patient unzufrieden ist. Die häufigste Ursache ist die Restrefraktion,

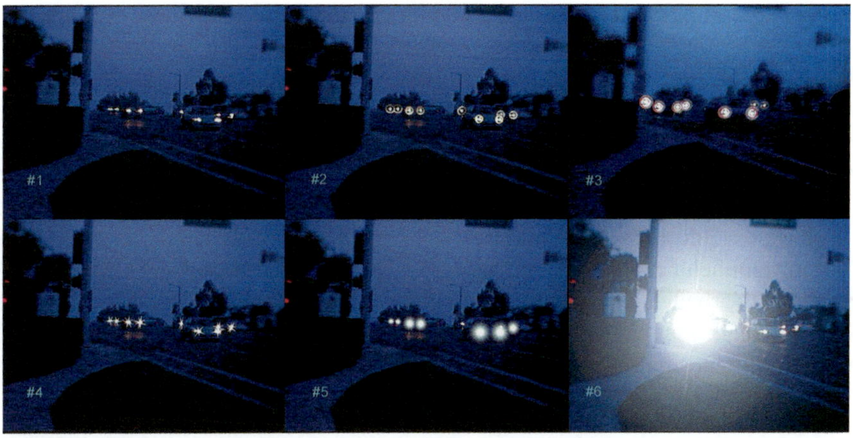

Abb. 5.6 Beispiel einer Abbildung mit Halos (Bild #2 und #3) und Glare (Bilder #4 bis #6), mit der man dem Patienten anschaulich präoperativ Halos und Glare demonstrieren kann

gefolgt vom trockenen Auge. Es muss dem Patienten klargemacht werden, dass der Vorteil von Multifokallinsen erst mit der Implantation der Linse am zweiten Auge zum Tragen kommt.

Unbedingt über Touch-up-Operation präoperativ aufklären! Schritt 6: Bei den refraktiv interessierten Multifokallinsen-Patienten ist die Information enorm wichtig, dass – um vollkommen brillenunabhängig zu sein – eine Touch-up-Excimerlaser-Operation erforderlich sein kann. Da der Patient dies nach der Operation bestimmt vergessen hat, ist es von Vorteil, sich dies vor der Operation – auch mit den damit verbundenen höheren Kosten – gegenzeichnen zu lassen.

Eine Garantie – auch das ist ganz wichtig – können wir dem Multifokallinsen-Patienten nicht geben. Obwohl die Multifokallinsen immer weiterentwickelt worden sind, bleibt festzuhalten, dass das Problem der Halos trotz aller Weiterentwicklungen bestehen bleibt. Das heißt, man sieht um das, was man gerade fixiert, immer einen Schatten. Dieser kommt vom unscharfen, nicht fixierten Brennpunkt, da bei der klassischen, früher rein bifokalen Multifokallinse beim Sehen immer zwei Brennpunkte entstehen. Bei der Trifokallinse haben wir es mit drei Brennpunkten zu tun. Nur Patienten, die gewillt sind, mit diesem Risiko zu leben, sollten Multifokallinsen implantiert bekommen. Kontaktlinsenträger kennen das Problem der Halos. Halos müssen nicht stören – erfahrungsgemäß ist das auch persönlichkeitsabhängig.

Zu berücksichtigen bei der Aufklärung über die Multifokallinse ist, dass insbesondere bei Patienten mit refraktiver Indikation bereits präoperativ über eine eventuell notwendige Touch-up-LASIK-Operation zur Korrektur der Restfehlsichtigkeit inklusive der damit verbundenen Kosten aufgeklärt werden muss. Nur wenn sich diese refraktiv interessierten Patienten mit dem zweizeitigen Vorgehen und den damit verbundenen höheren Kosten einverstanden erklären, ist die refraktiv ausgerichtete Operation eine gute Wahl.

Im Aufklärungsprotokoll sollte auch immer handschriftlich ergänzt werden:

- keine Multifokallinse möglich, wenn ein instabiler Kapselsack vorliegt; dann nur Einstärkenlinse möglich (man stelle sich vor, es zeigt sich intraoperativ eine Zonulolyse oder ein Hinterkapseldefekt).
- Halos und Glare (d. h. vermehrte Blendung). Abb. 5.6 kann auf dem Desktop eines jeden Praxiscomputers abgespeichert werden und dem Patienten könnten so Halos (Bild 1–3) und Glare (Bild 4–6) erläutert werden. In der ganzen Aufklärung empfiehlt es sich, viel mit Bildern, z. B. auch dem Modell einer Multifokallinse, zu arbeiten, denn Bilder sagen mehr als Worte, Bilder bleiben im Kopf des Patienten besser hängen.
- Restsehfehler mit Notwendigkeit einer Brillenkorrektur oder Touch-up-Laser-Operationen gegen Mehrkosten.

5.5 Die Nachbehandlung nach MIOL

Das regelmäßige Befeuchten der Augen mit Tränenersatzmitteln ist nach der Implantation der Multifokallinse ein absolutes „Muss“. Empfehlenswert ist, den Patienten bereits vor der Operation Tränenersatzmittel zum Tropfen mitzugeben. Das hat den Vorteil, dass der Patient schon einmal das Tropfen der Augen „üben“ kann. Viele Probleme in der postoperativen Phase wie vermehrte Blendung lassen sich durch mindestens 6-mal tägliches Tropfen mit modernen Tränenersatzmitteln deutlich mindern. Zu beachten ist, dass nicht immer hyaluronsäurehaltige Augentropfen vertragen werden. Das heißt, bei Nichtansprechen auf eine Sicca-Therapie auf andere benetzende Augentropfen umzusteigen, z. B. Wechsel von hyaluronsäurehaltigen Augentropfen auf kationische Öl-in-Wasser-Emulsion-Augentropfen.

5.5.1 Der erste Tag nach Operation

Wenn die postoperative Untersuchung delegiert wird, benötigt der Arzt extrem gut rhetorisch geschultes Assistenzpersonal. Der Patient hat meistens viel selbst für die Operation bezahlt und erwartet eine „besondere“ Begrüßung. Bei der sich anschließenden Untersuchung sollten folgende Untersuchungen durchgeführt werden:

1. Non-Contact-Tonometrie,
2. s.-c.-Visus,
3. Objektive Refraktion: Sie stellt nur einen Hinweis dar, in welche Richtung die Restrefraktion gehen kann; sie zeigt häufig fälschlich zu viel Astigmatismus an.
4. Subjektiver Abgleich – diesen ermittelt man am besten, indem man vom subjektiv ermittelten s.-c.-Visus ausgeht; sieht der Patient nur einen s.-c.-Visus von 0,5, geht man zunächst Richtung „Plus“ im Phoropter und fragt, ob es schlechter wird; wenn „ja“, geht man Richtung Minus im Phoropter.
5. Vorderer Augenabschnitt mit Beurteilung des IOL-Sitzes,
6. Fundus in Miosis, bei unklarem Visus in Mydriasis.

5.5.2 Die zweite postoperative Kontrolle

Da es sich empfiehlt, das 2. Auge nach ca. 1 Woche zu operieren (der Patient hat sich an das veränderte Sehgefühl bereits etwas gewöhnt), fällt die 2. postoperative Kontrolle mit der 1. postoperativen Kontrolle des 2. Auges zusammen. Es ist ein guter Hinweis, am OP-Tag vor der Operation des 2. Auges einen s.-c.-Visus ggf. mit Refraktion des 1. Auges zu erheben. Das gibt dem Operateur mehr Sicherheit bei der Auswahl der Dioptrienstärke für das 2. Auge. Eine Woche später erfolgt dann die 2. postoperative Kontrolle des 2. Auges. Nochmals s.-c.-Visus durchführen vor der Non-Contact-Tonometrie. In der Regel hat der Patient die Halos bereits in dieser Woche wahrgenommen. Es ist dann wichtig, dem Patienten proaktiv zu erklären, dass diese Halos sein müssen! Ohne Halos hätte man keine Lesefähigkeit! Vielfach hilft es auch, dem Patienten ein vergrößertes Modell einer Multifokallinse (fast alle Hersteller stellen so ein Modell zur Verfügung) zu zeigen und zu erklären, dass Halos dabei entstehen müssen. Abb. 5.7 zeigt die Entstehung des Halos: Der Halo entsteht in Wirklichkeit durch Überlagerung des Lichts, das vom Nahbrennpunkt ausgeht. Hierbei gilt, dass die Halogröße, d. h. der Durchmesser, linear mit der Addition in der MIOL zunimmt. Die Intensität nimmt mit 1/Addition^2 ab.

Im Rahmen der Nachsorge bei Multifokallinsen muss der Patient ermutigt werden, Geduld zu haben, und ihm sollte erklärt werden, dass sich die Lesefähigkeit mit der Zeit verbessert.

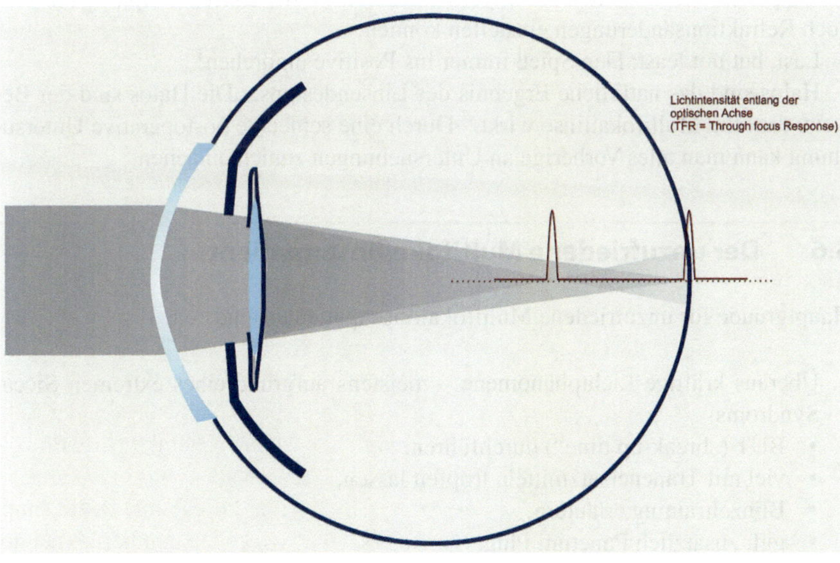

Abb. 5.7 Die Entstehung des Halos: Der Halo entsteht in Wirklichkeit durch Überlagerung des Lichts, das vom Nahbrennpunkt ausgeht. Hierbei gilt, dass die Halogröße, d. h. der Durchmesser, linear mit der Addition in der MIOL zunimmt. Die Intensität nimmt mit 1/Addition^2 ab. (Mit freundlicher Genehmigung von Prof. Dr. Stefan Pieh, Wien)

5.5.3 Tipps für die Nachkontrollen

4–6 Wochen nach Operation des 2. Auges erfolgt dann die Abschlusskontrolle, sofern der s.-c.-Visus des Patienten 0,7 oder besser ist. Bei dieser Kontrolle sollte eine ausführliche Refraktion, der immer eine Ermittlung des Rohvisus vorgeschaltet sein muss, durchgeführt werden. Viele junge Refraktionisten „klammern" sich an die bei MIOLs nicht unbedingt korrekten Autorefraktor-Messwerte und erheben Refraktionen, die gar nicht stimmen, da viel zu große Refraktionsfehler ermittelt werden. Wenn der Rohvisus bei einem Multifokallinsenpatienten bereits 0,8 beträgt, kann der Patient nicht einen Astigmatismus von 0,75 Dioptrie haben, der schnell beim Autorefraktometer „ausgespuckt" wird.

Bei Unzufriedenheit des Patienten und Klagen über mangelnde Lesefähigkeit sollte eine Defokuskurve durchgeführt werden. Hierbei zeigt sich bei der Durchführung nicht selten, dass der Patient eine falsche Leseentfernung nutzt. Durch den Hinweis, welches die korrekte Leseentfernung ist, steigt die Lesefähigkeit dann deutlich an. Der Effekt wird positiv durch die Anwesenheit der Begleitung (z. B. Lebenspartner) bei der Untersuchung verstärkt, weil diese mitbekommt, wie viel der Patient doch ohne Brille sehen kann.

Ab einem s.-c.-Visus von 0,7 oder besser darf der Patient ohne Sehhilfe einen PKW in Deutschland fahren. Sollte ein Restsehfehler vorhanden sein, kann dieser durch eine Fernbrille ausgeglichen werden. Der Patient muss zur Geduld ermutigt werden, da eine Touch-up-Laser-Operation nicht vor drei Monaten postoperativ sinnvoll ist. Besser sind sogar sechs Monate, da durch das Schrumpfungsverhalten des Kapselsackes und einen damit verbundenen Shift des Linsen-Diaphragmas sich noch Refraktionsänderungen einstellen können.

Last, but not least: Den Spieß immer ins Positive umdrehen!

Halos sind das natürliche Ergebnis des Linsendesigns: „Die Halos sind der Beweis, dass die Multifokallinse wirkt." Durch eine schlechte postoperative Untersuchung kann man alles Vorherige an Untersuchungen zunichtemachen.

5.6 Der unzufriedene Multifokallinsenpatient

Hauptgründe für unzufriedene Multifokallinsenpatienten sind:

1. Überaus kräftige Lichtphänomene – meistens aufgrund eines extremen Sicca-Syndroms:
   - BUT („break-up time") durchführen,
   - viel mit Tränenersatzmitteln tropfen lassen,
   - Blinzeltraining erläutern,
   - ggf. zusätzlich Punctum Plug,
   - ggf. LipiFlow/IPL-Behandlung der Meibomdrüsen.
2. Nicht ausreichend gutes refraktives Ergebnis:
   - Nach drei Monaten kann frühestens eine Touch-up-Excimerlaser-Operation durchgeführt werden (vorher ist die Refraktion nicht stabil – lieber erst nach sechs bis neun Monaten).

3. High-Order-Aberrationen >0,30 µm:
   Dann handelt es sich um eine präoperativ falsche Patientenselektion …
   Hier können langanhaltende Benetzungstropfen Abhilfe verschaffen, z. B. Blink Eye Drops oder EvoTears (Letztere müssen immer mindestens 5 min nach einem anderen Tränenersatzmittel getropft werden); 6-mal tgl. tropfen lassen.
4. Unangemessene zentrale Verarbeitung der Multifokallinse – auch hier war dann die Patientenselektion leider falsch:
   Es empfiehlt sich in diesen Fällen, viel mit Patienten zu reden, die Leseentfernung zu demonstrieren etc. Das kann auch an gut geschultes Assistenzpersonal delegiert werden.

Die Devise heißt: Geduld haben!

Insgesamt sollte man neun Monate abwarten. Wenn der Patient dann immer noch unzufrieden ist, muss man die Explantation der MIOL besprechen. Aus Erfahrung lehnen 90 % der unzufriedenen Patienten das ab, da sie dann einsehen, dass die Nachteile des Tragens einer Lesebrille sie dann doch mehr stören als z. B. die Halos.

Fazit: Der Wunsch nach einer Multifokallinse muss vom Patienten ausgehen! Der Patient muss realistisch über seine Erfolgschancen aufgeklärt werden. Nach den Mottos „die eierlegende Wollmilchsau gibt es bei der Presbyopiekorrektur immer noch nicht“ und „einen Tod muss man sterben“ gilt: Der Patient muss vor falschen Erwartungen bewahrt werden, denn Multifokallinsen bleiben ein Kompromiss zwischen optimaler Sehschärfe und optimaler Korrekturfreiheit!

Literatur

Gatinel D, Houbrechts Y (2013) Comparison of bifocal and trifocal diffractive and refractive intraocular lenses using an optical bench. J Cataract Refract Surg 39(7):1093–1099. https://doi.org/10.1016/j.jcrs.2013.01.048

Mester U, Vaterrodt T, Goes F, Huetz W, Neuhann I, Schmickler S, Szurman P, Gekeler K (2014) Impact of personality characteristics on patient satisfaction after multifocal intraocular lens implantation: results from the “happy patient study”. J Refract Surg 30(10):674–678. https://doi.org/10.3928/1081597X-20140903-05

6 Präoperative Untersuchungstechniken

Zusammenfassung

Einige Patienten suchen die Augenuntersuchung auf, weil sie mit ihrem Sehvermögen nicht mehr zufrieden sind. Andere kommen mit schlechtem Visus und sind über die Diagnose „Katarakt" sehr erstaunt. Geht man nach einem Standardverfahren vor, die Patienten präoperativ zu untersuchen, sind Arzt und Patient auf der sicheren Seite, sich für die Kataraktoperation richtig entschieden zu haben.

Zu den Standarduntersuchungen gehören:

- Objektive Refraktion und subjektiver Abgleich
- Visus mit vorhandener Brille (vorhandene Brille bitte ausmessen!)
- Bestimmung des dominanten Auges
- Stereotest
- Beurteilung des vorderen Augenabschnitts mit Tensiomessung
- Fundus in Mydriasis mit Beurteilung der Papille
- Optische Biometrie

Wünschenswert – bei Multifokallinsen und EDOF-IOLs ein „Muss"!:

- Hornhauttopographie/-tomographie
- OCT
- Endothelzellmessung

„So stolz wir heute sind, wie genau wir heute messen und berechnen können – das tatsächliche Ergebnis können wir nicht gewährleisten. Gewährleisten können wir nur den Einsatz der besten zeitgenössischen Messmethoden" – Prof. Dr. Thomas Neuhann, 2025

S. Schmickler, *Intraokularlinsen*, https://doi.org/10.1007/978-3-662-72707-2_6

6.1 Objektive Refraktion

Die objektive Refraktion durchzuführen ist sinnvoll, sofern sie bei bestehender Katarakt noch messbar ist. Der Messwert sollte dann mit den Messdaten der getragenen Brille verglichen werden. Im Fall einer Kernkatarakt erhält man in der objektiven Refraktion nämlich sehr viel myopere Werte als mit der getragenen Brille. Es macht aber selten Sinn, dem Patienten diese Werte neu zu ordinieren, da der Patient mit den neuen Brillengläsern nicht lange glücklich sein wird, da die Kernkatarakt voranschreitet und wieder zu einer Brillenglasänderung führen wird.

6.2 Der subjektive Visus

Die Patienten kommen nicht immer mit Beschwerden einer Sehverschlechterung. Es gibt Patienten mit massiven Sehbeschwerden, die unter normalen Untersuchungsbedingungen durchaus noch einen korrigierten Visus von 0,7/0,8 aufweisen. Dagegen gibt es aber auch Patienten, die nur noch einen Visus von 0,2 aufweisen und beteuern, alles noch beim Autofahren erkennen zu können. Bei der ersteren Patientengruppe ist entscheidend, den Visus unter Bedingungen, wie sie bei Gegenlicht (Sonnenlicht oder Scheinwerfer im Gegenlicht bei regenasser Fahrbahn) vorliegen, zu ermitteln, um eine objektive Aussage über den Visus zu erhalten. In den meisten Fällen sind das Patienten mit hinterer oder vorderer Schalentrübung oder Rindentrübung, bei denen sich der realistisch schlechte Visus erst bei Messung im Gegenlicht widerspiegelt. In Abb. 6.1 wird der Gegenlicht-Visus ermittelt: Der Gegenlicht-Visus kann ermittelt werden, indem man den Patienten auf die Sehtafel schauen lässt, während man in seine Blickrichtung eine Taschenlampe hält. Hierbei zeigt

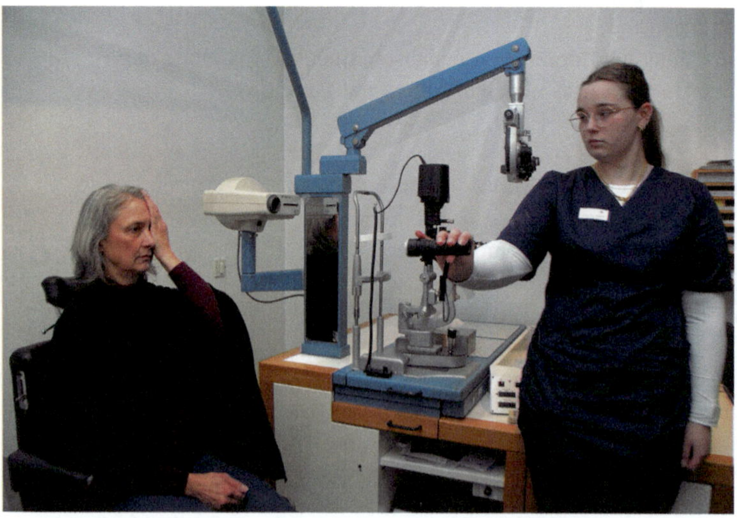

Abb. 6.1 Ermittlung des Gegenlicht-Visus

sich die vom Patienten subjektiv beklagte Sehverschlechterung auch objektiv. Am Ende sollte sich der Patient an seinem Sehvermögen gestört fühlen und nicht der Untersucher, es sei denn, der Visus ist objektiv für die Fahrtauglichkeit nicht mehr ausreichend.

Patienten mit einer Kernsklerose dagegen sehen aufgrund der Myopisierung in der Ferne zwar schlechter, sind aber begeistert davon, dass sie „auf einmal ohne Brille" lesen können. Es gehört viel Fingerspitzengefühl dazu, die Patienten über ihren realistischen Sehbefund aufzuklären. Manche Patienten benötigen zur Überzeugung erst neue Brillengläser unter Dokumentation in der Akte, dass diese Brillengläser nur zur vorübergehenden Sehverbesserung dienen: Auf dem Brillenrezept daher vermerken: „Feinabgleich erbeten – Verordnung auf Wunsch des Patienten". Andernfalls kommt der Patient nach drei Monaten in die Sprechstunde zurück und macht den Augenarzt für „die falschen Brillengläser" verantwortlich.

Aus jahrzehntelanger Erfahrung kann die Autorin die Indikation zur Kataraktoperation nicht an einem speziellen Visus festmachen, sondern an den objektiv ermittelten Visuswerten des Patienten in Bezug auf seine Lebenssituation.

6.3 Bestimmung des dominanten Auges

Die meisten Menschen verfügen über ein Auge, das dominiert, mit dem sie vorzugsweise sehen, ohne es selber wahrzunehmen. Eine Bestimmung des dominanten Auges macht insofern Sinn, als man dieses vorzugsweise eher als zweite Auge operieren sollte, da das dominante Auge bei Wunsch nach Brillenunabhängigkeit in der Ferne Emmetropie erzielen sollte. Nach erfolgter Operation am ersten, nichtdominanten Auge und einer möglichen Abweichung von der Zielrefraktion kann am zweiten Auge dann entsprechend im Rahmen der Biometrie „nachjustiert" werden und die Abweichung vom ersten Auge ausgeglichen werden.

Für die Testung gibt es viele Möglichkeiten. Der einfachste Test ist, dass man dem Patienten eine Lochblende in die Hand gibt. Er wird sodann aufgefordert, durch diese Lochblende Zahlen auf der Tafel zu lesen. Das Auge, vor das er sich die Lochblende hält, ist das dominante Auge.

6.4 Testung auf Stereosehen

Für die Indikation von EDOF- und Multifokallinsen sollte man wissen, dass der Patient räumliches Sehen hat. Nicht vorhandenes räumliches Sehen verbietet zwar nicht die Indikation für EDOF- oder Multifokallinsen, doch ist man im Falle von fehlendem Stereosehen umso mehr angewiesen, auf dem Führungsauge ein exzellentes Ergebnis zu erzielen. Ferner sollte man sich überzeugt haben, dass der Patient nicht abhängig von prismatischen Brillengläsern ist. Im Falle von prismatischen Brillengläsern kann man sich die gesamte Aufklärung zur Brillenunabhängigkeit ersparen, da der Patient postoperativ weiter seine Prismen in der Brille benötigen wird.

6.5 Beurteilung des vorderen Augenabschnittes mit Tensiomessung

Junge Augenärzte hängen sich an der Form der Katarakt (Rindentrübung, Kernkatarakt, hintere Schale) vielfach auf. Für den Operateur ist intraoperativ eher entscheidend, ob eine der folgenden Besonderheiten vorliegt:

- Cornea guttata
- Reduzierter Einblick bei vorliegenden Hornhautnarben
- Pseudoexfoliatio lentis
- Flache Vorderkammer
- Z. n. Voroperation, wie z. B. fistulierender Operation bei Glaukom
- Vorliegende Papillenatrophie (bei vermehrter Papillenexkavation sollte von einer Okulopression bei der Lokalanästhesie Abstand genommen werden!)
- Nicht erweiterbare Pupille

Liegt eine Besonderheit vor, so sollte sie für alle sichtbar auf dem OP-Plan vermerkt werden.

Bei erhöht gemessener Tensio gibt die sich anschließende Papillenbeurteilung einen Hinweis darauf, ob der Zustand schon länger vorliegt oder der erhöhte Augeninnendruck eher „einen Ausreißer" darstellt.

6.6 Fundus in Mydriasis mit Beurteilung der Papille

Es ist bekannt, dass bei 5,3 % der älteren Bevölkerung ein Glaukom vorliegt (Schlosser 2019). Viele Patienten wissen nicht darum. Nicht selten wird durch die Voruntersuchung zur Kataraktoperation die Erstdiagnose eines Glaucoma chronicum simplex gestellt. Auch gibt es Patienten, die sich wegen Sehstörungen zur Kataraktoperation vorstellen, bei denen aber nicht die Katarakt die Ursache dafür ist, sondern bereits ausgeprägte Gesichtsfeldausfälle. Hier ist die Dokumentation präoperativ wieder einmal von immenser Wichtigkeit, um den Patienten vor falschen Erwartungen zu bewahren. Sollte der Patient bei weit fortgeschrittener Papillenexkavation mit Gesichtsfelddefekten dennoch an der Katarakt operiert werden, so ist er präoperativ darüber aufzuklären, dass er diese bei Wegfall der Katarakt deutlicher wahrnehmen wird. Dasselbe gilt für Patienten mit Floatern oder asteroider Hyalose. Die Patienten werden diese nach Wegfall der Katarakt, die wie ein Filter wirkt, postoperativ vermehrt wahrnehmen. Es zahlt sich aus, dies unter „Anmerkungen" in der Aufklärungsschrift zur Kataraktoperation zu vermerken.

6.7 Die optische Biometrie

Die Non-Contact-Biometrie hat mit Beginn der 2000er-Jahre die konventionelle Ultraschallbiometrie verdrängt. Dennoch gibt es immer wieder Befunde, bei denen nur mit dem Ultraschall das Auge vermessen werden kann. Die Non-Contact-Biometrie wurde durch die Swept-Source-OCT-basierten Biometer in den letzten Jahren weiterentwickelt.

6.7.1 Voraussetzungen für eine gute Biometriemessung

Da die Hornhautradien einen großen Einfluss auf die Berechnung der IOL haben, ist es von entscheidender Bedeutung, dass die Hornhaut „glatt, klar, spiegelnd", d. h. gut benetzt ist. Wenn bei trockener Hornhaut mit Tränenersatzmitteln vor der Messung getropft wird, so sollte dies mindestens 10 Minuten vor der Messung erfolgen, damit die Messwerte nicht durch einen atypischen Tränenfilm verfälscht sind.

Der Patient sollte wegen der besseren Fixation bei spielender Pupille und nicht in Mydriasis vermessen werden.

Ferner sollte jeder Patient gefragt werden, ob er Kontaktlinsen trägt, und wenn ja, ob diese noch im Auge sind. Weiche Kontaktlinsen können bei der Beurteilung des vorderen Augenabschnitts an der Spaltlampe übersehen werden, da sie so unscheinbar auf der Bindehaut aufliegen. Das Ergebnis wäre dann eine im schlimmsten Fall um mehrere Dioptrien falsche IOL-Stärke, wie Abb. 6.2 zeigt.

Um postoperativ die Zielrefraktion möglichst gut einhalten zu können, ist es zwingend erforderlich, weiche Kontaktlinsen vor der biometrischen Vermessung mindestens 1 Woche und harte Kontaktlinsen mindestens 2 Wochen nicht getragen zu haben. Fazit: Je länger die Kontaktlinsenpause, desto präziser kann die angestrebte Zielrefraktion erreicht werden (Fragkopoulou et al. 2016).

Für die Biometrie gilt, dass ein Unterschied von 0,3 mm in der Refraktion ca. 1 Dioptrie ausmacht. D. h., wenn ich bei gleicher Hornhaut am rechten Auge eine Achsenlänge von 24 mm und am linken Auge von 24,33 mm vorliegen habe, muss das linke Auge in der Refraktion ca. – 1 Dioptrie myoper sein. Eine Abweichung von dieser Regel findet man bei sehr flachen Hornhautradien wie in Abb. 6.3.

6.7.2 Was sind die Messwerte bei der Biometriemessung?

Die Swept-Source-OCT-Biometer, wie z. B. der IOL Master 700, das CASIA2 und das Anterion führen zu einer weiteren Präzisierung der Messungen von:

1. Achsenlänge
2. Vorderkammertiefe (VKT = ACD = „anterior chamber depth")
3. Zentrale Hornhautdicke
4. Linsendicke
5. Pupillengröße
6. Hornhautdurchmesser
7. Keratometrie

Ferner tragen neuere Biometrieformeln auch zu einer Verbesserung beim Erreichen der Zielrefraktion bei. Diese basieren aber u. a. auf einer exakten biometrischen

OD rechts	IOL-Berechnung	OS links

Augenstatus

OD		OS	
LS: Pseudophak	GS: Glaskörper	LS: Phak	GS: Glaskörper
Ref: ---	VA: ---	Ref: ---	VA: ---
LVC: Unbehandelt	LVC-Modus: -	LVC: Unbehandelt	LVC-Modus: -
Ziel Ref.: -2,50 dpt	SIA: +0,00 dpt @ 0°	Ziel Ref.: -2,50 dpt	SIA: +0,00 dpt @ 0°

Biometriewerte

OD			OS		
AL: 27,61 mm	SD: 7 µm		AL: 27,94 mm	SD: 12 µm	
VKT: ---			VKT: 3,20 mm	SD: 4 µm	
LD: ---			LD: 4,72 mm	SD: 9 µm	
WzW: 12,1 mm			WzW: 12,3 mm		
R: 8,30 mm	SD: 1 µm	R1: 8,42 mm @104°	R: 10,64 mm	SD: 2 µm	R1: 10,76 mm @ 3°
ΔK: -1,11 dpt @104°		R2: 8,19 mm @ 14°	ΔK: -0,73 dpt @ 3°		R2: 10,51 mm @ 93°
TR: 8,28 mm	SD: 3 µm	TR1: 8,40 mm @103°	TR: 11,05 mm	SD: 11 µm	TR1: 11,19 mm @177°
ΔTK: -1,24 dpt @103°		TR2: 8,15 mm @ 13°	ΔTK: -0,72 dpt @177°		TR2: 10,92 mm @ 87°

TK KOWA Kowa (P)		TK HOYA Hoya Vivinex		TK KOWA Kowa (P)		TK HOYA Hoya Vivinex	
- Holladay 1 - SF: +1,87		- Holladay 1 - SF: +1,93		- Holladay 1 - SF: +1,87		- Holladay 1 - SF: +1,93	
IOL (dpt)	Ref (dpt)	IOL (dpt)	Ref (dpt)	IOL (dpt)	Ref (dpt)	IOL (dpt)	Ref (dpt)
+16,50	-3,19	+16,50	-3,14	+27,50	-3,54	+27,50	-3,44
+16,00	-2,82	+16,00	-2,76	+27,00	-3,10	+27,00	-3,00
+15,50	**-2,45**	**+15,50**	**-2,40**	**+26,50**	**-2,66**	**+26,50**	**-2,57**
+15,00	-2,09	+15,00	-2,04	+26,00	-2,23	+26,00	-2,14
+14,50	-1,73	+14,50	-1,68	+25,50	-1,80	+25,50	-1,72
+12,02	Emmetropie	+12,08	Emmetropie	+23,30	Emmetropie	+23,40	Emmetropie

TK Bausch&Lomb enVista MX60P		TK J&J DCB00		TK Bausch&Lomb enVista MX60P		TK J&J DCB00	
- Holladay 1 - SF: +1,91		- Holladay 1 - SF: +1,96		- Holladay 1 - SF: +1,91		- Holladay 1 - SF: +1,96	
IOL (dpt)	Ref (dpt)	IOL (dpt)	Ref (dpt)	IOL (dpt)	Ref (dpt)	IOL (dpt)	Ref (dpt)
+16,50	-3,16	+16,50	-3,11	+27,50	-3,48	+27,50	-3,40
+16,00	-2,78	+16,00	-2,74	+27,00	-3,04	+27,00	-2,96
+15,50	**-2,42**	**+15,50**	**-2,37**	**+26,50**	**-2,60**	**+26,50**	**-2,53**
+15,00	-2,05	+15,00	-2,01	+26,00	-2,17	+26,00	-2,10
+14,50	-1,69	+14,50	-1,65	+25,50	-1,75	+25,50	-1,68
+12,06	Emmetropie	+12,11	Emmetropie	+23,36	Emmetropie	+23,44	Emmetropie

Abb. 6.2 Der Patient erhielt vor einem Jahr am rechten Auge eine +15,5 dpt starke IOL für die Zielrefraktion −2,5 dpt. Für das zweite Auge wird bei annähernd derselben Achsenlänge eine IOL von +26,5 dpt angegeben. Das Messergebnis ist im Vergleich zum rechten Auge nicht plausibel: Bei genauerem Hinsehen sollte man über die flachen Hornhautradien am linken, zu operierenden Auge stolpern. Der Patient hatte nämlich bei der Messung an seinem linken Auge noch eine weiche Kontaktlinse zum Ausgleich seiner Myopie im Auge

Vermessung, auf einer Vorhersage der effektiven Linsenposition, auf der richtigen Linsenformel, z. B. beim Keratokonus – hier kann die Kane-Formel von Vorteil sein. Sie basieren ferner auf einer Optimierung der Linsenkonstante. Fazit: Keine Formel ist für alle Augen gut!

6.7.3 Biometrie nach refraktiver Laseroperation

Immer mehr Patienten kommen mittlerweile auch nach refraktiver Excimerlaser-Chirurgie zur Kataraktoperation, häufig Patienten aus der Generation der Babyboomer. Hier muss der Patient über ein „refractive surprise" aufgeklärt werden: Nur in

OD rechts — IOL-Berechnung — **OS** links

Augenstatus

OD		OS	
LS: Phak	GS: Glaskörper	LS: Phak	GS: Glaskörper
Ref: ---	VA: ---	Ref: ---	VA: ---
LVC: Unbehandelt	LVC-Modus: -	LVC: Unbehandelt	LVC-Modus: -
Ziel Ref.: +0,00 dpt	SIA: +0,00 dpt @ 0°	Ziel Ref.: +0,00 dpt	SIA: +0,00 dpt @ 0°

Biometriewerte

OD			OS		
AL: 22,46 mm	SD: 5 µm		AL: 22,68 mm	SD: 10 µm	
VKT: 1,95 mm	SD: 4 µm		VKT: 2,08 mm	SD: 6 µm	
LD: 5,09 mm	SD: 10 µm		LD: 4,95 mm	SD: 28 µm	
WzW: 11,1 mm			WzW: 11,1 mm		
R: 8,06 mm (!)	SD: 3 µm	R1: 8,76 mm @179°	R: 7,64 mm	SD: 2 µm	R1: 7,89 mm @ 7°
ΔK: -7,25 dpt @179°		R2: 7,36 mm @ 89°	ΔK: -2,95 dpt @ 7°		R2: 7,38 mm @ 97°
TR: 8,13 mm (!)	SD: 5 µm	TR1: 8,90 mm @179°	TR: 7,66 mm	SD: 8 µm	TR1: 7,90 mm @ 9°
ΔTK: -7,74 dpt @179°		TR2: 7,37 mm @ 89°	ΔTK: -2,73 dpt @ 9°		TR2: 7,42 mm @ 99°

TK Kowa Kowa (P) OD		TK Hoya Vivinex OD		TK Kowa Kowa (P) OS		TK Hoya Vivinex OS	
- Barrett Universal II TK - LF: +1,90 DF: +5.0		- Barrett Universal II TK - LF: +1,98 DF: +5.0		- Barrett Universal II TK - LF: +1,90 DF: +5.0		- Barrett Universal II TK - LF: +1,98 DF: +5.0	
IOL (dpt)	Ref (dpt)	IOL (dpt)	Ref (dpt)	IOL (dpt)	Ref (dpt)	IOL (dpt)	Ref (dpt)
+28,00	-0,79	+28,00	-0,64	+24,00	-0,90	+24,00	-0,77
+27,50	-0,41	+27,50	-0,26	+23,50	-0,52	+23,50	-0,39
+27,00	**-0,03**	**+27,00**	**+0,11**	**+23,00**	**-0,15**	**+23,00**	**-0,03**
+26,50	+0,34	+26,50	+0,48	+22,50	+0,22	+22,50	+0,34
+26,00	+0,71	+26,00	+0,84	+22,00	+0,58	+22,00	+0,69
+26,96	Emmetropie	+27,16	Emmetropie	+22,80	Emmetropie	+22,96	Emmetropie

TK Bausch&Lomb enVista MX60P OD		TK Johnson&Johnson DCB00 OD		TK Bausch&Lomb enVista MX60P OS		TK Johnson&Johnson DCB00 OS	
- Barrett Universal II TK - LF: +1,94 DF: +5.0		- Barrett Universal II TK - LF: +2,04 DF: +5.0		- Barrett Universal II TK - LF: +1,94 DF: +5.0		- Barrett Universal II TK - LF: +2,04 DF: +5.0	
IOL (dpt)	Ref (dpt)	IOL (dpt)	Ref (dpt)	IOL (dpt)	Ref (dpt)	IOL (dpt)	Ref (dpt)
+28,00	-0,71	+28,50	-0,90	+24,00	-0,83	+24,00	-0,66
+27,50	-0,33	+28,00	-0,52	+23,50	-0,46	+23,50	-0,29
+27,00	**+0,04**	**+27,50**	**-0,14**	**+23,00**	**-0,09**	**+23,00**	**+0,07**
+26,50	+0,41	+27,00	+0,23	+22,50	+0,28	+22,50	+0,43
+26,00	+0,78	+26,50	+0,59	+22,00	+0,64	+22,00	+0,79
+27,06	Emmetropie	+27,30	Emmetropie	+22,88	Emmetropie	+23,10	Emmetropie

Abb. 6.3 Die Biometrie weist am rechten Auge eine Achsenlänge von 22,46 mm und am linken Auge von 22,68 mm auf. Das rechte Auge ist somit etwas hyperoper und sollte in der Refraktion um ca. +0,75 dpt hyperoperer als das linke Auge sein. Die ausgewiesene Dioptrienstärke der Intraokularlinse weist eine Differenz von 4 Dioptrien aus, was auf Brillenebene etwa 3 Dioptrien Unterschied entspricht. Hier beachte man die sehr flachen Hornhautradien am rechten Auge, die zu dieser Differenz in der Intraokularlinsenstärke führen.

50 % der Fälle kann bei diesen Patienten trotz modernster Biometrieformeln die Zielrefraktion eingehalten werden.

Tab. 6.1 zeigt Messdaten aus dem Jahr 2022/2023 aus dem eigenen Patientengut und wurde von der Autorin auf der DGII 2023 in Weimar veröffentlicht. Auch ist wichtig, dass die postoperativen Werte in den ersten Monaten noch erheblich schwanken, sodass ein 4-Wochen-Wert noch kein Endergebnis darstellt. Jeder Patient mit Zustand nach Excimerlaser-Operation muss über diese ungenaue Vorhersehbarkeit beim Einhalten der Zielrefraktion und die Schwankungen in den ersten Monaten explizit aufgeklärt werden. Da nicht alle Patienten verinnerlicht haben, dass sie einmal eine Excimerlaser-OP hatten, empfiehlt es sich, bei allen Patienten vor der Kataraktoperation eine Hornhauttomographie (siehe Abschn. 6.7) durchzuführen und auch eine OCT, um vor postoperativen Überraschungen gewarnt zu sein.

Tab. 6.1 Messdaten aus dem Jahr 2022/2023 aus dem eigenen Patientengut: Eine Übersicht, wie viele Patienten nach 4 Wochen und 12 Wochen einen bestimmten Refraktionsbereich erreichten. Zwischen dem 4-Wochen- und 12-Wochen-Ergebnis kommt es noch zu deutlichen Verschiebungen, weshalb ein 4-Wochen-Wert nach Kataraktoperation bei Zustand nach laserchirurgischem Eingriff noch kein Endergebnis darstellt. (DGII 2023, Weimar)

	4 Wochen postoperativ (N = 22)	12 Wochen postoperativ (N = 14)
± 0,50 dpt	55 %	21 %
± 0,75 dpt	74 %	64 %
± 1,0 dpt	89 %	86 %
± 2,0 dpt	96 %	100 %

Bis vor wenigen Jahren galt bei Z. n. refraktiver Hornhautchirurgie, dass bei myoper LASIK, die Haigis-L-Myop-Formel genommen werden sollte, nach hyperoper LASIK die normale Formel, nach radiärer Keratotomie die normale Haigis-Formel, bei kurzen Augen die Hoffer-Q-Formel und bei langen Augen die Holladay-Formel. Hier haben die neueren Formeln durch aktuelle Datenbankeingaben erheblich gewonnen (Abulafia et al. 2016; Wang und Koch 2021; Christopher et al. 2022). State of the Art ist inzwischen, die Hornhautrückfläche auch in die Berechnung mit einzubeziehen. Geräte, wie IOL Master 700, das Casia2 und das Anterion machen das.

6.8 Die Hornhauttopo-/-tomographie

Die klassische Hornhauttopographie basiert auf Placido-basierter Messung und ist daher sehr anfällig für Tränenfilmartefakte. Bekanntester Vertreter im deutschsprachigen Raum dafür ist der Keratograph von Oculus. In Deutschland ist diese keratometrische Messung, bei der nur die Hornhautradien der Hornhautvorderfläche gemessen werden, in der Ordinationsgebühr vom EBM inbegriffen, die Hornhauttomographie dagegen nicht. Der Vorteil einer topo-/tomographischen Messung der Hornhaut ist, dass man u. a. zwischen einem regulären und einem irregulären Astigmatismus differenzieren kann, was für die Indikation einer torischen Hinterkammerlinse (siehe Kap. 3) von immenser Wichtigkeit ist. In der Hornhauttopographie in Abb. 6.4 zeigt sich ein irregulärer Astigmatismus und nicht die für einen regulären Astigmatismus typische Fliegenform.

Darüber hinaus werden bei der Scheimpflug-Darstellung der Hornhaut (z. B. Oculus Pentacam, Ziemer Galilei) oder den Geräten auf Swept-Source-OCT-Technologie (z. B. Tomey CASIA, Heidelberg Engineering Anterion) auch die Radien der Hornhautrückfläche miterfasst. Frühe Keratokonusstadien können mit diesen Geräten daher erfasst werden, was wichtig für die IOL-Auswahl ist. Hat man es nämlich mit einem klinisch unauffälligen Keratokonus, einem sogenannten Forme-

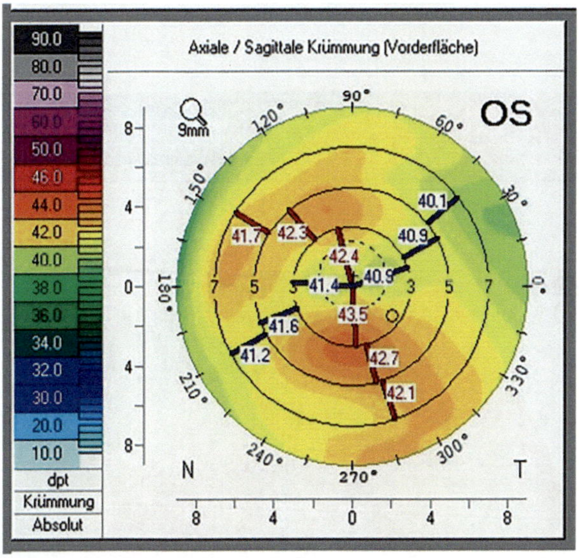

Abb. 6.4 Hornhaut mit irregulärem Astigmatismus – es fehlt die typische Fliegenform, wie man sie beim regulären Astigmatismus findet

fruste-Keratokonus (FFKC), zu tun, ist das postoperative Refraktionsergebnis unsicherer, und sowohl von einer EDOF-IOL als auch von einer MIOL sollte Abstand genommen werden. Auch kann durch die Hornhauttopo-/-tomographie ein Z.n. refraktiver Excimerlaser-Chirurgie nachgewiesen werden:

Abb. 6.5 zeigt einen Patienten mit Z. n. Excimerlaser-OP. Der Patient hatte beteuert, dass er vorher myop gewesen war. Bei einer myopen Excimerlaser-Behandlung hätte man im Zentrum der Hornhaut kühlere Farben, die für eine geringere Brechkraft stehen, erkennen müssen. Der Patient hatte aber eine Aufsteilung der Hornhaut im Zentrum, was dafür sprach, dass es eine hyperope Excimerlaser-Behandlung gewesen sein musste.

Bei der hyperopen Excimerlaser-Behandlung können wir bei der Biometrie mit normalen Formeln arbeiten und müssen nicht in den „Laser-Vision-Correction-Modus – myop" umstellen. Dies ist ein weiteres Beispiel, warum eine präoperative Hornhauttopo-/-tomographie so viel Sinn macht und dem Patienten immer angeboten werden sollte.

Anmerkung: Durch eine hyperope Excimerlaser-Behandlung kommt es zu negativen sphärischen Aberrationen in der Hornhaut. Das ist dann der seltene Fall, bei dem eine Standard-Intraokularlinse, die per se zusätzliche Aberrationen induziert, sinnvoller ist.

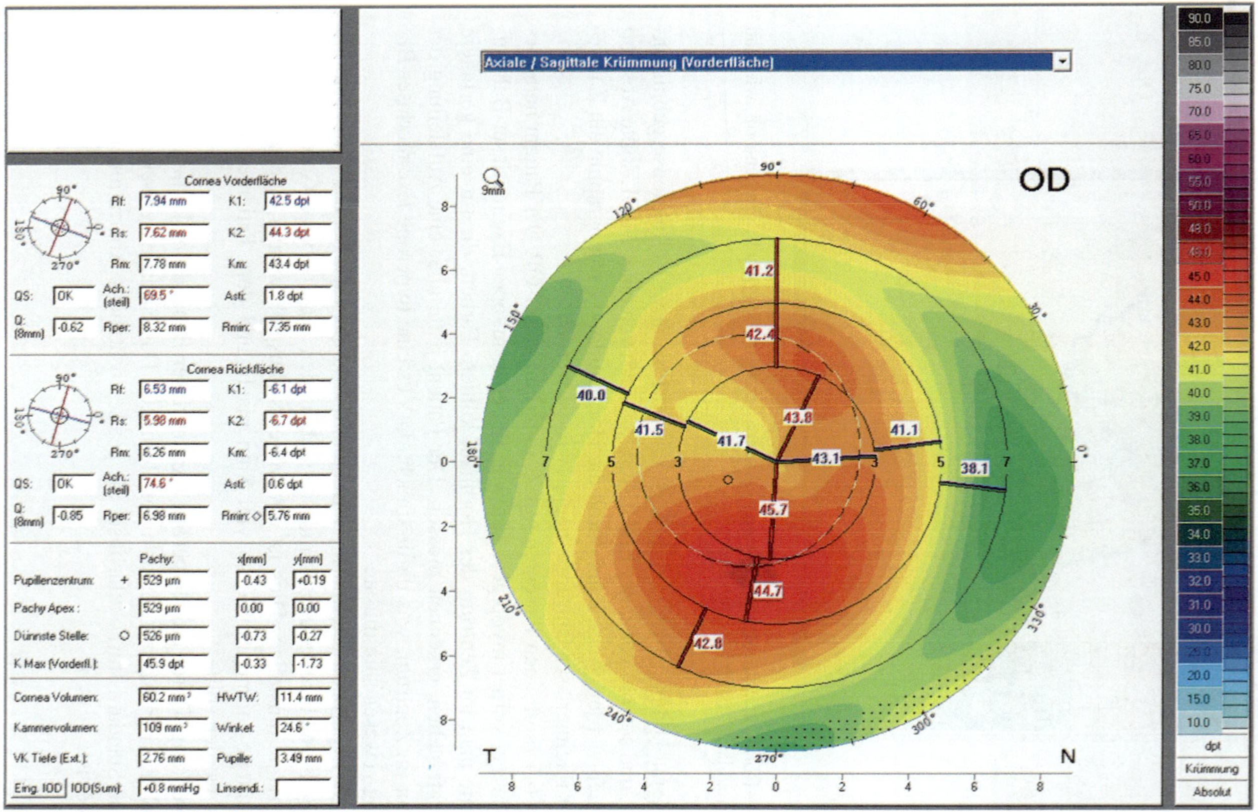

Abb. 6.5 Die Hornhauttopographie weist in diesem Fall aufgrund der Aufsteilung im Zentrum einen Zustand nach hyperoper Excimerlaser-Behandlung nach und nicht, wie der Patient selbst meinte, nach myoper Excimerlaser-Behandlung. Dies macht für die Berechnung einer IOL im Rahmen der Kataraktchirurgie einen großen Unterschied

6.9 Die optische Kohärenztomographie (OCT)

Die OCT-Messung ist vor jeder Kataraktoperation wünschenswert. Sie gehört in Deutschland aber noch zu den IGeL-Leistungen, sofern keine feuchte altersabhängige Makuladegeneration (AMD), kein diabetisches Makulaödem oder auch kein retinaler Venenverschluss vorliegen. Es ist immer sinnvoll, dem Patienten präoperativ diese Leistung als IGeL anzubieten, da der postoperative Seherfolg damit besser abgeschätzt und Patient und Arzt vor postoperativen Enttäuschungen bewahrt werden können. Nicht selten detektiert man dabei eine klinisch noch nicht auffällig gewordene, beginnende (feuchte) AMD oder eine epiretinale Gliose mit vitreomakulärer Anheftung (VMT-Syndrom). Letztere verursacht durch Entfernung der dicken menschlichen Linse im Rahmen der Kataraktoperation postoperativ eher ein zystoides Makulaödem, worauf der Patient in der präoperativen Aufklärung bereits hingewiesen werden kann. Da ein beginnender pathologischer Makulabefund sich auch postoperativ als kontrastmindernd auswirkt, sind diese Patienten nicht für MIOLs und EDOF-IOLs geeignet. Der Befund in Abb. 6.6 unterstreicht die Bedeutung und Sinnhaftigkeit der OCT vor der Kataraktoperation. Aufgrund der Anhaftung des Glaskörpers im Makulabereich konnte der Patient bereits präoperativ auf das erhöhte Risiko eines Makulaödems postoperativ hingewiesen werden.

Tatsächlich erlitt der Patient aus Abb. 6.6 postoperativ ein Makulaödem, das die OCT in Abb. 6.7 zeigt.

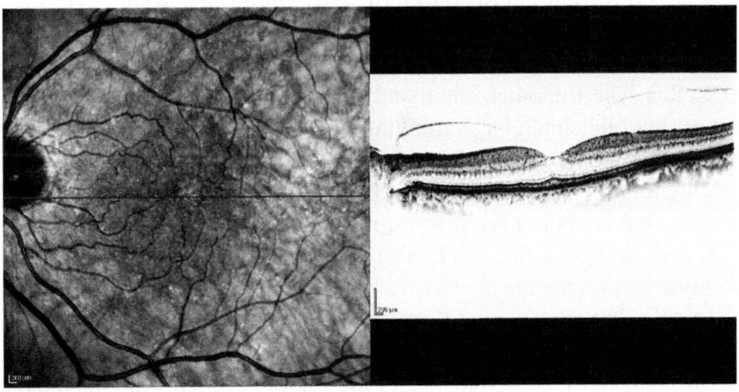

Abb. 6.6 Die OCT eines Patienten vor der Kataraktoperation. Der Glaskörper haftet im Makulabereich noch an. Der Patient war präoperativ über ein erhöhtes Risiko eines zystoiden Makulaödems postoperativ aufgeklärt worden

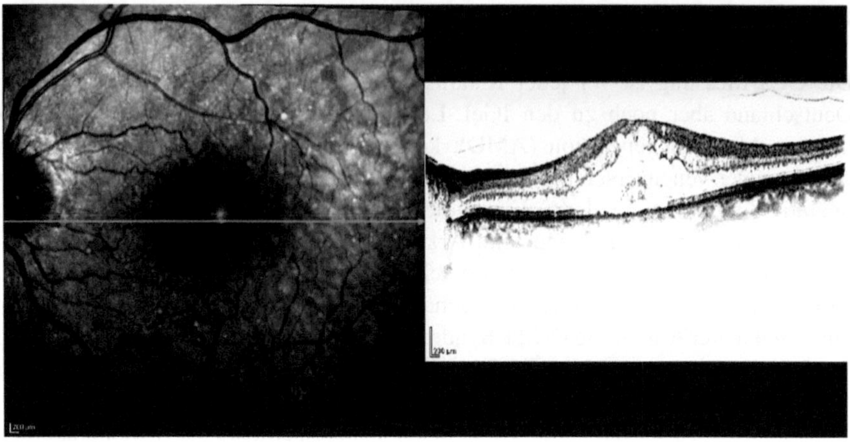

Abb. 6.7 Derselbe Patient 3 Wochen nach Kataraktoperation. Es zeigt sich ein ausgeprägtes zystoides Makulaödem

6.10 Die Endothelzellmessung

Die Endothelzellmessung zum Ausschluss einer Fuchs'schen Endotheldystrophie ist bei der Indikation zur EDOF-IOL und Multifokallinse überaus sinnvoll, da ein Endothelzellverlust zum Transparenzverlust der Hornhaut und somit zur Reduktion des Visus führt:

Das Hornhautendothel ist eine dünne, einschichtige Zellschicht flacher, polygonaler Zellen. Die Endothelzellen sind typischerweise sechseckig und dicht gepackt, was eine gleichmäßige Verteilung ermöglicht. Ein Erwachsener hat etwa 2500 bis 3000 Zellen pro mm^2. Beschädigte oder absterbende Zellen werden nicht durch Zellteilung ersetzt, sondern durch eine Vergrößerung benachbarter Zellen kompensiert, was als Polymegathismus bezeichnet wird und ein Zeichen für endotheliale Zellschäden ist (Efron et al. 2001). Das sieht man nicht nur bei Fuchsscher Endotheldystrophie, sondern auch typischerweise bei intraokularen Vorderkammerlinsen über die Zeit, exzessivem Kontaktlinsentragen und vermehrtem Reiben der Augen. Wenn viele Zellen diese Form verlieren und eine abnormale Form aufweisen, spricht man von Pleomorphismus. Eine Endothelzellmessung präoperativ wie in Abb. 6.8 gibt Hinweise auf einen Transparenzverlust der Hornhaut sowie auf ein höheres Risiko einer postoperativen Hornhautdekompensation. In einem Fall wie in Abb. 6.8 sollte daher sowohl von einer Multifokallinse als auch von einer EDOF-Linse besser Abstand genommen werden.

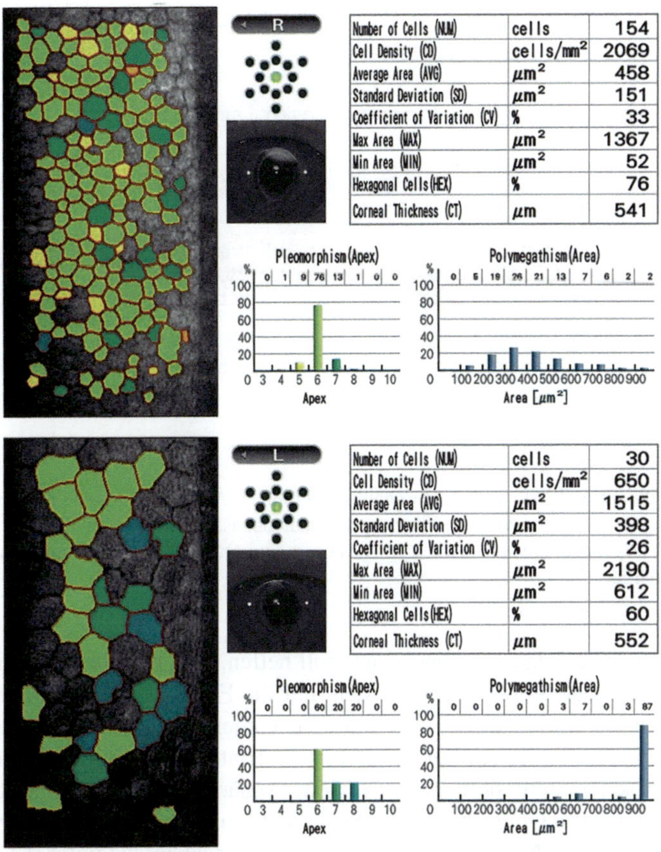

Abb. 6.8 Beim rechten Auge liegt bereits ein ausgeprägter Endothelzellverlust vor, der sich in einem deutlichen Polymegathismus und Pleomorphismus zeigt. Das linke Auge zeigt ebenfalls deutliche Endothelschäden (man schaue nicht nur auf die Endothelzellzahl, sondern beachte unbedingt die unterschiedliche Größe und Form der Zellen!)

6.11 Welche Parameter der Hornhauttomographie sind wichtig für die Auswahl von Intraokularlinsen mit Zusatznutzen, und wo finde ich sie?

Letztendlich stellen alle modernen Hornhauttomographien (Geräte auf Scheimpflug- und OCT-Basis) die für die Auswahl von Sonderlinsen wichtigen Parameter dar. Der folgende Vergleich eines rechten Auges (bei der Abbildung des Anterions

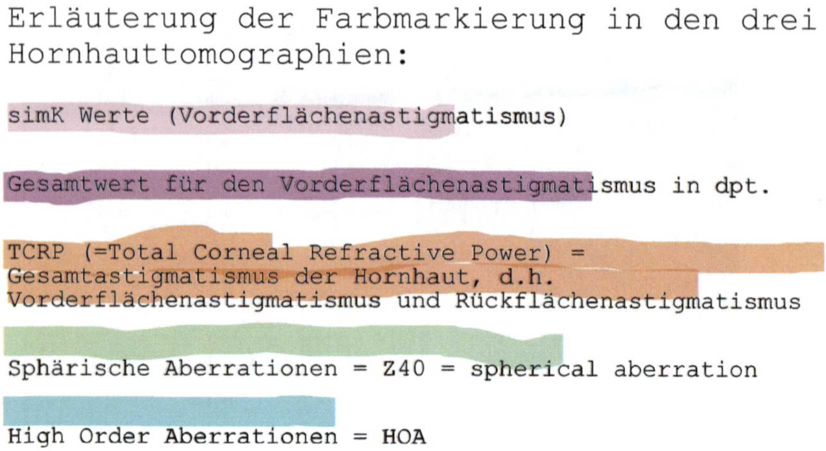

Abb. 6.9 Die simK-Werte in den Hornhauttomographien Anterion, Pentacam und Galilei sind rosa, der Gesamtwert für den Vorderflächenastigmatismus ist pink, der Total-Corneal-Refractive-Power-Wert ist orange, die sphärischen Aberrationen sind grün und die High-Order-Aberrationen sind türkis dargestellt

ist auch das linke Auge mit abgebildet) soll helfen, sich mit allen gängigen Hornhauttomographiegeräten zurechtzufinden. Für die Frage z. B. nach einer torischen Linse interessieren die simK-Werte mit dem Vorderflächenastigmatismus. Bei der Auswahl einer asphärischen IOL (eine torische Hinterkammerlinse ist übrigens immer asphärisch!) interessiert das Ausmaß der sphärischen Aberration, häufig auch als Z40 bezeichnet. Um sich bei der Wahl einer multifokalen IOL sicherer zu fühlen, sollte man sich die High-Order-Aberrationen ansehen, die unter 0,3 µm liegen sollten (Goto und Maeda 2021) (Abb. 6.9, 6.10, 6.11, 6.12).

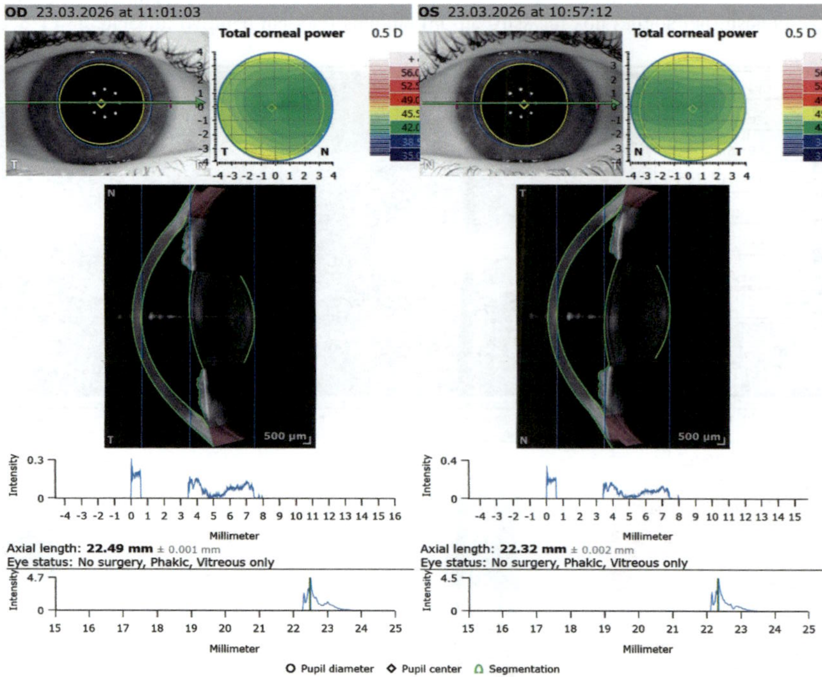

	Premium IOL OD	OS	OD - OS Difference
Anterior axial curvature (simulated)			
nk = 1.3375; 3 mm ring			
SimK mean	43.60 D	43.88 D	-0.28 D
SimK (steep)	44.30 D @ 94°	44.48 D @ 88°	
SimK (flat)	42.92 D @ 4°	43.29 D @ 178°	
Astigmatism (steep)	1.38 D @ 94°	1.19 D @ 88°	0.19 D
Astigmatism (Steep)			
nc = 1.376; nah = 1.336; 3 mm ring			
Astigm. (total)	1.13 D @ 93°	0.96 D @ 88°	
Astigm. (posterior)	-0.43 D @ 95°	-0.40 D @ 89°	
Δ Ast. (anterior - total)	0.25 D @ 1°	0.23 D @ 0°	
Total corneal wavefront			
5 mm zone, pupil-centered			
Z_4^0 Spherical aberration	0.13 µm	0.14 µm	-0.01 µm
RMS HOA	0.39 µm	0.27 µm	0.12 µm
Pachymetry			
CCT (vertex)	543 µm	545 µm	-2 µm
Anterior segment			
AQD	2.92 mm	2.85 mm	0.07 mm
CCT + AQD	3.46 mm	3.40 mm	0.06 mm
Lens thickness	3.93 mm	3.95 mm	-0.02 mm
Pupil & WTW			
○ Pupil diameter	7.1 mm	7.3 mm	-0.2 mm
◇ Pupil center	0.25 mm @ 203°	0.34 mm @ 332°	
Pupil center x/y	-0.23/-0.10 mm	0.30/-0.16 mm	
ǀǀ WTW	11.89 mm	11.86 mm	
Axial length			
Length	22.49±0.00 mm	22.32±0.00 mm	0.17 mm

Abb. 6.10 Das Anterion: Farblich markiert sind die für die Auswahl von Intraokularlinsen mit Zusatznutzen wichtigsten Parameter am rechten Auge. Farberklärung siehe Abb. 6.9

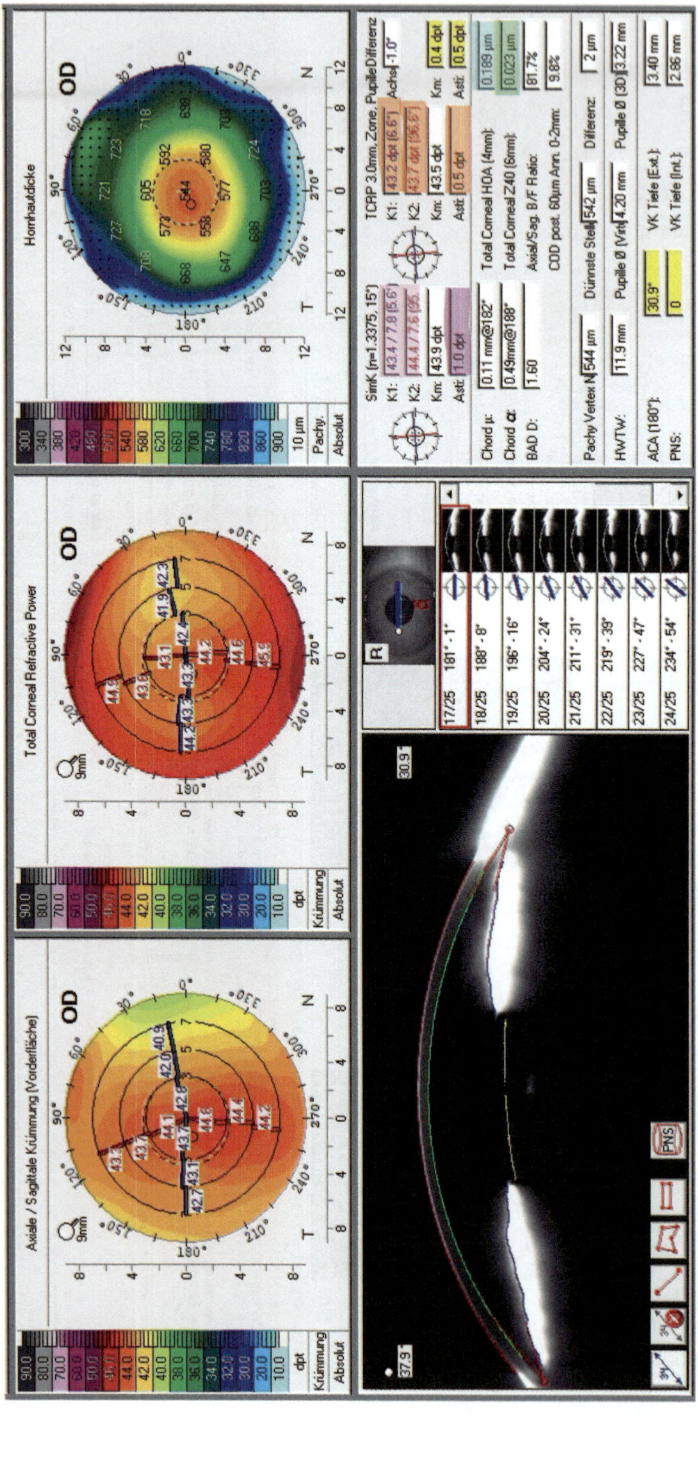

Abb. 6.11 Pentacam: Farblich markiert sind die für die Auswahl von Intraokularlinsen mit Zusatznutzen wichtigsten Parameter, dargestellt am selben Auge wie in Abb. 6.10 und 6.12

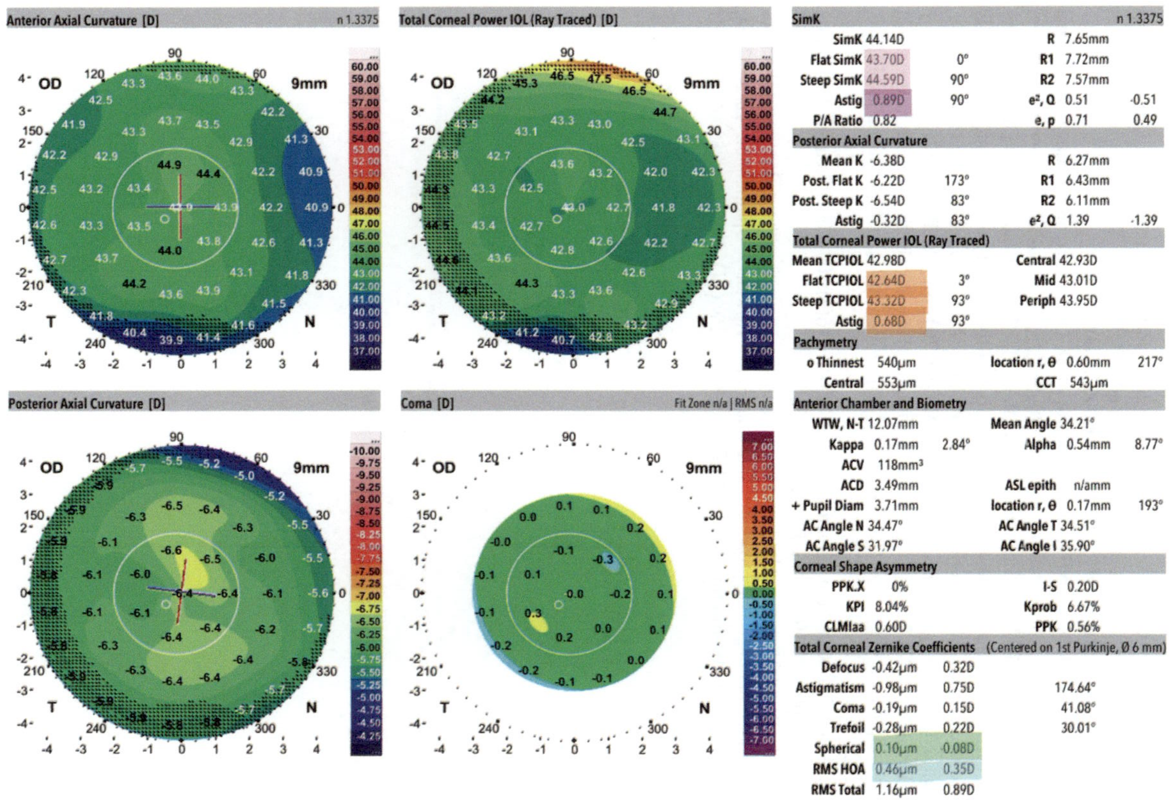

Abb. 6.12 Das Galilei: Farblich markiert sind die für die Auswahl von Intraokularlinsen mit Zusatznutzen wichtigsten Parameter am selben rechten Auge wie in Abb. 6.10 und 6.11

Literatur

Abulafia A, Hill WE, Koch DD, Wang L, Barrett GD (2016) Accuracy of the Barrett true-K formula for intraocular lens power prediction after laser in situ keratomileusis or photorefractive keratectomy for myopia. J Cataract Refract Surg 42:363–369

Christopher KL, Ifantides C, Lynch AM, Patnaik JL (2022) Intraocular lens calculations in patients with previous sequential radial keratotomy and LASIK/PRK. J Cataract Refract Surg 48(8):971-973. https://doi.org/10.1097/j.jcrs.0000000000000913

Efron N, Perez-Gomez I, Mutalib HA, Hollingsworth J (2001) Confocal microscopy of the normal human cornea. Cont Lens Anterior Eye 24(1):16–24

Fragkopoulou S, Schmickler S, Haselhoff A, Goldblum D (2016) Braucht es noch eine Tragekarenz bei weichen Kontaktlinsen vor LASIK? [is it still necessary to discontinue using daily Wear soft contact lenses for a period before LASIK?]. Klin Monbl Augenheilkd. 233(4):357–359. German. https://doi.org/10.1055/s-0041-111834. Epub 2016 Apr 26. PMID: 27116482

Goto S, Maeda N. (2021) Corneal topography for intraocular lens selection in refractive cataract surgery. Ophthalmology 128(11):e142–e152. https://doi.org/10.1016/j.ophtha.2020.11.016. Epub 2020 Nov 19. PMID: 33221325.

Schloesser L (2019). Glaukom. Ophthalmologe. 2019 116(4):308–309. German. https://doi.org/10.1007/s00347-019-0866-6. PMID: 30969366

Wang L, Koch DD (2021) Intraocular lens power calculations in eyes with previous corneal refractive surgery: challenges, approaches, and outcomes. Taiwan J Ophthalmol. 12(1):22–31. https://doi.org/10.4103/tjo.tjo_38_21. PMID: 35399961; PMCID: PMC8988985

Zielrefraktion – das A und O der Kataraktchirurgie

7

Zusammenfassung

Der Kataraktpatient von heute ist anspruchsvoll. Häufig informiert er sich vorab intensiv, etwa über die Option eines brillenfreien Sehens nach der Operation. Dies erfordert eine umfassende Beratung nicht nur zur Auswahl der Intraokularlinse (IOL), sondern auch zur angestrebten Zielrefraktion. Zur Wahl stehen neben Standardlinsen auch Linsen mit Zusatznutzen wie asphärische, EDOF-, torische, multifokale oder multifokal-torische Modelle. Die präzise Planung der Zielrefraktion ist ein zentraler Baustein der modernen Kataraktchirurgie, insbesondere bei der Implantation von Premiumlinsen. Sie legt den Grundstein für die postoperative Zufriedenheit mit dem erreichten Visus und schützt gleichzeitig vor unrealistischen Erwartungen (Kugelberg und Lundstrom 2008). Ganz wichtig ist, dass wir den Patienten bei der Zielrefraktion nicht zu viel versprechen. Bei normal langen Augen landen nur maximal 80 % der Patienten innerhalb von ± 0,5 dpt. Eine Zielrefraktion setzt auch voraus, dass man das Auge sorgfältig biometrisch vermessen kann. Wichtig bleibt eine klare Kommunikation mit dem Patienten: **Underpromise and overdeliver** – weniger versprechen, mehr liefern – bleibt der Goldstandard.

7.1 Welche Zielrefraktion wird angestrebt?

7.1.1 Der präoperativ hyperope Patient

In der Regel wird bei hyperopen Patienten im Rahmen der Kataraktoperation die Zielrefraktion Emmetropie bis −0,5 dpt angestrebt. Keinesfalls ist es sinnvoll, den Patienten weiter hyperop zu lassen. Das hätte zur Konsequenz, dass der Patient weder in der Ferne noch in der Nähe ohne Korrektur eine gute Sehleistung erzielt).

S. Schmickler, *Intraokularlinsen*, https://doi.org/10.1007/978-3-662-72707-2_7

7.1.2 Der präoperativ emmetrope Patient

Der emmetrope Patient wird ebenfalls auf Emmetropie bis – 0,5 dpt eingestellt werden. Eine Zielrefraktion im leichten Minus trägt dazu bei, dass größere Texte im mittleren Abstand auch ohne Brille gelesen werden können und der Patient somit mehr Tiefenschärfe hat.

7.1.3 Der präoperativ myope Patient

Die Zielrefraktion beim präoperativ myopen Patienten gestaltet sich komplexer, da es mehrere Varianten gibt:

Es gilt zunächst, beim myopen Patienten zu erfragen, ob er bis kurz vor der Kataraktoperation noch Kontaktlinsen – ggf. sogar multifokale Kontaktlinsen – getragen hat, um emmetrop zu sein. Erfahrungsgemäß sind das die einzigen Patienten unter den präoperativ myopen Patienten, bei denen eine Zielrefraktion „Emmetropie" angestrebt werden kann – immer unter der Voraussetzung, dass myope – d. h. lange – Augen die Zielrefraktion weniger genau treffen als normal lange Augen. Dem myopen Patienten muss präoperativ verdeutlicht werden, dass man die Zielrefraktion „Emmetropie" nur in ca. 50 % der Fälle wirklich erreicht und dass der Patient ansonsten auch mit einer zwar gegenüber präoperativ deutlich schwächeren Brille leben können muss. Demgegenüber hat man es bei einer Zielrefraktion im Minusbereich leichter, da es hierbei nicht so genau darauf ankommt, ob man im Bereich von – 2,5 dpt um insgesamt 0,75 dpt herum schwankt. Hier entscheidet lediglich der Leseabstand, wie gut man zurechtkommt.

Für den Fall, dass der Patient auf der Zielrefraktion „Emmetropie" beharrt, sollte man sich präoperativ die Einwilligung zu einer Touch-up-Excimerlaser-Operation einschließlich der damit verbundenen Kosten unterschreiben lassen.

Sollte der myope Patient immer Brille getragen haben, empfiehlt es sich, eine Minusrefraktion festzulegen, sodass er in seinem individuellen, d. h. für ihn bequemen Leseabstand weiter ohne Brille lesen kann. Es ist ratsam, den Patienten zu fragen, ob er viel ohne Brille gelesen hat. Selbst wenn er eine Gleitsichtbrille hatte und immer gesagt hat, dass er mit Brille liest, sollte nachgehakt werden, wie er sich morgens am Spiegel frisiert bzw. rasiert. Sollte der Patient beim Rasieren morgens am Spiegel als kurzsichtiger Patient nur einen normalen Spiegel verwendet haben, ist dies ein Indiz, dass er im Nahbereich doch viel ohne Brille erledigt hat. Er würde todunglücklich, wenn man ihn auf Emmetropie bringt, weil er dann morgens direkt beim Aufstehen schon einen Vergrößerungsspiegel im Bad bräuchte.

7.1.4 Die präoperativ durch eine Kernkatarakt myop gewordenen Patienten

Zu beachten ist, dass manche Patienten im Rahmen der Vorstellung zur Kataraktoperation eine myope Refraktion aufgrund ihrer myopisierenden Kernkatarakt aufweisen. Hier ist sorgfältig zu erfragen, ob sie nach der Operation wieder

- nach Möglichkeit besser in der Ferne ohne Brille
- oder weiterhin beim Lesen ohne Brille – wie im Rahmen der Kataraktentstehung – auskommen wollen.

Dem Patienten muss verständlich erläutert werden, dass es bei monofokalen Linsen kein „sowohl ohne Brille gutes Sehen in der Ferne als auch ohne Brille gutes Sehen in der Nähe" gibt.

7.2 Wie viel Minusrefraktion beim myopen Patienten?

Die Zielrefraktion ist abhängig von der Lesegewohnheit des Patienten und somit von seiner Oberkörper-/Armlänge, denn Refraktion (dpt) = 1/Arbeitsabstand (m). D. h., ein kleiner Patient mit einer kurzen Armlänge von beispielsweise 33 cm wird eher eine Zielrefraktion von −3,5 dpt benötigen als ein Patient mit einer Körpergröße von 1,90 m, der vielleicht bei seiner langen Armlänge von 50 cm Leseabstand nur eine Zielrefraktion von −2 dpt benötigt.

7.3 Die Monovision als weitere Alternative

Bei der Zielrefraktion sollte auch in Erwägung gezogen werden, dass der Patient eine Monovision bevorzugen könnte. Erfahrungsgemäß kommen Patienten mit einer Monovision immer dann gut zurecht, wenn sie zeitlebens daran gewöhnt waren. Sollte ein Patient Interesse daran haben, an einem Auge emmetrop zu sein und am anderen Auge ohne Brille lesen zu können, empfiehlt es sich, einen Probetrageversuch mit Kontaktlinsen über mindestens 14 Tage durchzuführen. Das setzt aber im Rahmen der Kataraktoperationsplanung voraus, dass der Patient mit Korrektur auf beiden Augen noch eine Sehschärfe von mindestens 50 % hat, damit der Monovisionsversuch mit Kontaktlinsen aussagekräftig ist.

7.4 Wie wird die Einhaltung der Zielrefraktion am Operationstag gewährleistet?

Am Operationstag ist wichtig zu wissen,

1. ob die vom Patienten ermittelte Biometrie dem Operateur vorliegt,
2. ob die korrekte Zielrefraktion dem Operateur bekannt ist.

Ferner ist wichtig,

1. den Namen auf dem Biometrieausdruck mit dem Namen des Patienten abzugleichen,
2. bei einer vereinbarten Abweichung von der Zielrefraktion Emmetropie die Zielrefraktion in der vorliegenden Biometrie speziell zu markieren, damit man direkt

weiß, dass bei dem Patienten etwas Besonderes/Abweichendes bei der Zielrefraktion zu beachten ist, wie z. B. die Monovision,
3. die ermittelte Linsenstärke immer auf Plausibilität zu prüfen (siehe Kap. 6 „Präoperative Untersuchungstechniken"). D. h., man vergleicht rechtes und linkes Auge und vergleicht die Messergebnisse auch mit den früheren Brillenwerten, um zu prüfen, ob beide annähernd gleich waren oder ob es immer einen Unterschied zwischen beiden Augen gegeben hatte,
4. bei den Biometrieformeln auch das Ergebnis für die verschiedenen Linsen zu vergleichen. Wenn für unterschiedliche Linsenmodelle sehr unterschiedliche, d. h. um mehr als 1,5 dpt unterschiedliche Dioptriewerte wiedergegeben werden, stimmt meistens etwas nicht mit den Konstanten der IOLs im Biometer.

Kürzere und längere Augen erreichen die Zielrefraktion in weniger als 55 % der Fälle; das muss dem Patienten präoperativ erläutert werden (de Juan et al. 2010).

7.5 Torische Linsen zum besseren Einhalten der Zielrefraktion

Ein höherer Astigmatismus wird postoperativ beim Patienten immer zu einer Restfehlsichtigkeit führen. Der aufgeschlossene Patient verlangt aber heutzutage nach der Kataraktoperation überwiegend eine Sehleistung ohne Brille. Hierbei ist zu berücksichtigen, dass ein Restzylinder von 2 dpt allein den Rohvisus auf 0,25 einschränken wird. Ein Restzylinder von 1 dpt kann häufig schon zu einem Rohvisus von nur 0,5 führen. Hier sollten torische Intraokularlinsen in Erwägung gezogen werden.

7.6 Plausibilitätscheck bei der IOL-Auswahl zur Sicherstellung der Zielrefraktion

7.6.1 Fehlermöglichkeiten

Wichtig ist auch, immer zu überprüfen, ob die IOL-Stärke plausibel ist. Wenn zwischen Raytracing-Methoden und dem Biometrieausdruck/-ergebnis ein Unterschied von 6 dpt in der IOL-Stärke liegt, ist dies kritisch zu hinterfragen. Das kann sehr leicht geschehen, wenn beim Ausdruck der Biometrie der Drucker offline gegangen ist und die Berechnung neu gestartet werden muss. Hierbei geht dann die angedachte Zielrefraktion von −2,5 dpt verloren, und eine um mehrere Dioptrien zu starke Linse kann sehr leicht fälschlich implantiert werden.

Was ist, wenn der Patient zur Voruntersuchung vor Operation des zweiten Auges kommt? Die Refraktion wird beim Patienten an beiden Augen als plan ermittelt. In das erste Auge ist eine +12-dpt-starke Linse implantiert worden, für das zweite Auge wird nun eine +19,0-dpt-starke Linse empfohlen. Das sollte immer kritisch hinterfragt werden! Im vorliegenden Fall trug der Patient eine weiche Kontaktlinse an dem noch zu operierenden Auge. Durch Hinterfragen und Untersuchung an der Spaltlampe fiel die weiche Kontaktlinse glücklicherweise auf. Daher sollte der Patient bei jeder biometrischen Vermessung immer befragt werden:

1. Sind Sie an diesem Auge bereits operiert worden?
2. Tragen Sie Kontaktlinsen? Wenn ja, sind die Kontaktlinsen jetzt im Auge?
3. Plausibilitätskontrolle der erhobenen Messwerte und IOL-Berechnungen

7.7 Fazit

Die folgende Checkliste fasst nochmals das Wesentliche zur Zielrefraktion zusammen.

Faktoren für das gute Gelingen der Zielrefraktion

1. Anamnese und Beratung: Sehgewohnheiten, Erwartungen und Voroperationen sorgfältig erfassen.
2. Haben wir es mit einem normalen Auge zu tun?
3. Liegt eine Voroperation vor?
4. Ist das Auge präzise vermessen?
5. Haben wir für die Achsenlänge die korrekte Formel ausgewählt? D. h. bei Achsenlängen <23 mm und < 24 mm bietet der ESCRS IOL Calculator wiederum Vorteile, da er auf einen Schlag die IOL mit sieben verschiedenen Formeln berechnet.
6. Sind intraoperativ Besonderheiten zu erwarten?

Ein eingespieltes OP-Team ist entscheidend für die Umsetzung! Wir sind glücklich über unsere unglaublich genauen Messungen und Berechnungen heutzutage. Gewährleisten können wir das beabsichtigte Ergebnis aber nicht: Die Treffgenauigkeit hat ihre Grenzen in verschiedenen präoperativ nicht genau messbaren Teilumständen, die wir nur mit einer gewissen Streubreite vorhersagen können (z. B. Genauigkeit der Linsenherstellung, Vorhersage der effektiven Linsenposition) (Tab. 7.1).

Tab. 7.1 Die Tabelle zeigt eine Literaturübersicht zur Genauigkeit des Erreichens der postoperativen Zielrefraktion. Auch bei normal langen Augen, d. h. bei Augen ohne besondere Ausgangsbedingungen, liegen nur maximal 80 % der Patienten innerhalb der Zielrefraktion von ± 0,5 dpt

Studie	OP-Zeitraum	Quelldaten	Anzahl Augen	Nachbeobachtungszeitraum	≤ 0,5 dpt	≤ 1,0 dpt	>1,0 dpt
Hahn et. al. 2011	2007–2008	7 OcuNet-Zentren (private OP-Zentren)	1553 Augen	Drei Monate	80,3 %	97,3 %	
Aristodemou et al.	2005–2010	1 OP-Zentrum vom NHS in England	1867 Patienten	≥ 4 Wochen	74,5 %	95,9 %	3–10 %
Behndig et al.	2008–2010	Swedish National Cataract Register	17056 Augen	1–2 Monate	71,4 %	92,7 %	

Literatur

Aristodemou P, Sparrow JM, Kaye S (2019) Evaluating Refractive Outcomes after Cataract Surgery. Ophthalmology 126(1):13–18. https://doi.org/10.1016/j.ophtha.2018.07.009. Epub 2018 Aug 25. PMID: 30153943

Engren AL, Behndig A (2013) Anterior chamber depth, intraocular lens position, and refractive outcomes after cataract surgery. J Cataract Refract Surg 39(4):572–7. https://doi.org/10.1016/j.jcrs.2012.11.019. Epub 2013 Feb 8. PMID: 23395354.

Hahn U, Krummenauer F, Kölbl B, Neuhann T, Schayan-Araghi K, Schmickler S, von Wolff K, Weindler J, Will T, Neuhann I (2011) Determination of valid benchmarks for outcome indicators in cataract surgery: a multicenter, prospective cohort trial. Ophthalmology 18(11):2105–12. https://doi.org/10.1016/j.ophtha.2011.05.011. Epub 2011 Aug 19. PMID: 21856011

de Juan V, Martin R, Perez I, Herreras JM (2010) Influence of axial length in refractive outcome after cataract surgery. Arch Soc Esp Oftalmol 85(4):144–148

Kugelberg M, Lundstrom M (2008) Factors related to the degree of success in achieving target refraction in cataract surgery: Swedish National Cataract Register study. J Cataract Refract Surg 34(11):1935–1939

8 Welche Linse für welchen Patienten?

Zusammenfassung

Neben den präoperativen Untersuchungen sind die Wünsche, die Erwartungen an die Operation und nicht zuletzt die Persönlichkeitsstruktur des Patienten im Gespräch zu erfassen. Ein sogenannter Entscheidungsbaum („decision tree") hilft dabei, strukturierter zu erfassen, welche Linse der Patient wünscht. Letztendlich müssen am Ende Arzt und Patient den Linsenwunsch mit den präoperativen Untersuchungsergebnissen und dem Ergebnis aus dem Entscheidungsbaum abgleichen, um einzuschätzen, ob die Wunschlinse auch postoperativ die Erwartungen des Patienten erfüllen kann. Eine weitere Checkliste, die in jeder, auch nichtoperierenden, d. h. konservativen Augenarztpraxis durchgeführt werden kann, hilft ferner, bereits vor einer ausführlichen präoperativen Untersuchung, die Indikation zur Multifokallinse oder zur Linse mit erweitertem Sehbereich auszuschließen. Immer nach dem Motto: Nicht alles, was machbar ist, ist gut für den individuellen Patienten!Im Rahmen der Versorgung mit Intraokularlinsen mit Zusatznutzen unterstützen moderne OP-Techniken wie die Femcat (Femto-Laser-Kataraktoperationstechnik) ein gutes postoperatives Ergebnis, da sie zu einer Optimierung des Linsensitzes aufgrund der gleichmäßig großen Rhexis und der immer konstanten kornealen Zugänge führen.

S. Schmickler, *Intraokularlinsen*, https://doi.org/10.1007/978-3-662-72707-2_8

Abb. 8.1 zeigt den Sehbereich mit den unterschiedlichen Intraokularlinsen: Monofokallinsen, Monofokal-Plus-IOLs, EDOF-IOLs und Multifokallinsen. (Abbildung mit freundlicher Genehmigung von Dr. F. Carones)

8.1 Überblick: Welche Premiumlinsen wann?

siehe Tab. 8.1

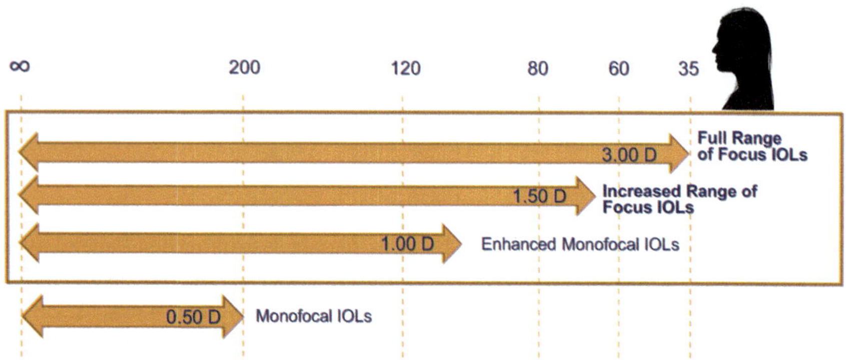

Abb. 8.1 Der Sehbereich mit den unterschiedlichen IOLs

Tab 8.1 Tabellarische Übersicht, welche Intraokularlinse mit Zusatznutzen (asphärisch, torisch, Multifokal-/EDOF-IOL) wann verwendet werden sollte

Asphärische Linse	Torische Linse	Multifokallinse/EDOF-IOL
Reduziert im Vergleich zur Standardlinse **Abbildungsfehler, d. h. Aberrationen des Auges**	**Korrigiert** den **Hornhaut**astigmatismus (kornealen Astigmatismus) → unbedingt Hornhauttopographie/-tomographie ansehen!	Bei Wunsch nach Brillenunabhängigkeit für Ferne und Nähe → nur bei gesundem Auge (außer Katarakt) → wenn Lesebrille akzeptiert wird, dann EDOF-IOL, um Halos und Glare gering zu halten
Dämmerungssehen, Blendempfindlichkeit und Kontrastsehen sind bei Patienten mit noch weiterer Pupille verbessert	• Nur bei regulärem Astigmatismus sinnvoll (Dioptrienstärke von Hornhautvorderfläche und -rückfläche annähernd gleich?) • Ein Keratokonus, der bei 3 % aller Kataraktpatienten vorliegt, sollte durch eine topographische Untersuchung ausgeschlossen werden, um keine zu hohen postoperativen Erwartungen zu wecken	• Bei refraktivem Austausch erst, wenn bereits Presbyopie vorlegt • Wenn nachts nicht viel selbst Auto gefahren wird • Wenn der korneale Astigmatismus ≥0,75 dpt beträgt: torische Multifokallinse

(Fortsetzung)

Tab. 8.1 (Fortsetzung)

Asphärische Linse	Torische Linse	Multifokallinse/EDOF-IOL
	• Patient benötigt nach der Kataraktoperation dünnere, günstigere Brillengläser • Besserer Visus postoperativ ohne Brille als ohne torische Linse	• High Order Aberrationen, d. h. TotalCor. Iregular., Astig., sollten <0,3 µm sein! • Winkel Kappa <0,5 µm • OCT vorher zum Ausschluss einer Makulopathie/Gliose durchführen! • Gut benetzte Hornhaut! • Keine sonstigen kontrastvermindernden Pathologien wie Optikuserkrankung, irreguläre Hornhautveränderungen etc.
Indikation: • Der Patient, für den die bestmögliche Sehqualität vorrangig ist • Der Kataraktpatient, der insbesondere noch viel Auto fährt • Der höher fehlsichtige Patient • Von einer asphärischen Linse, die aberrationskorrigierend ist, profitiert im Endeffekt jeder Patient (auch der mit Z. n. hyperoper Hornhautchirurgie, bei diesem muss aber die SA genau auf die Wahl der IOL abgestimmt werden)	Indikation: Patient mit kornealem Astigmatismus ≥1,0 dpt (eine Brille mit einem Zylinder von 2 dpt muss nicht bedeuten, dass der Patient einen kornealen Astigmatismus hat. Hierfür immer die Hornhautradien bei der Vorstellung zur Kataraktoperation bestimmen, weshalb eine Hornhauttopographie / tomographie durchgeführt werden sollte)	Ideale Multifokallinsenpatienten: • **Presbyope** Hyperope und höhere Myope • Patient fährt nachts wenig Auto • Gesunde Hornhaut • Keine Floater • Gesunde Netzhaut • Arbeitet nicht viel am Computer • Kein Pessimist
Logistik am OP-Tag: Linse für Patienten am OP-Tag rechtzeitig bereitlegen, sodass der Premiumlinsenpatient nicht „übersehen" wird	**Logistik vor dem OP-Tag:** • Linse muss rechtzeitig berechnet und bestellt werden! • Ist die torische Linse da? **Logistik am OP-Tag:** Vor Anästhesie zunächst Markierung der Hornhautachse!	**Logistik vor dem OP-Tag:** • Ist die Linse für den Patienten eingetroffen? **Logistik am OP-Tag bei torischer MIOL:** • Vor Anästhesie zunächst Markierung der Hornhautachse!

8.2 Entscheidungsbaum zur Erfassung des Lebensstils der Patienten

Die Grafik in Abb. 8.2 hilft, den Lebensstil des Patienten zu erfassen und anhand dessen die Wahl der Intraokularlinse besser eingrenzen zu können.

8.3 Checkliste Intraokularlinsen mit erweitertem Schärfebereich (MIOL/EDOF-IOLs)

Diese Checkliste ist für Ärzte sowie Assistenzpersonal geeignet – auch in der nichtoperierenden Augenarztpraxis für Patienten vor Kataraktoperation oder refraktivchirurgischer Linsenoperation (Abb. 8.3).

Beim refraktiven Linsenaustausch gibt es neben der Checkliste und den Voruntersuchungen folgende Möglichkeit, sich bei der Wahl der Intraokularlinse abzusichern:

Mit dem RALV®-Gerät kann das postoperative Sehen mit Intraokularlinsen simuliert werden. RALV® steht für Real Artificial Lens Vision. Hierbei handelt es sich um ein Gerät, das bei der Auswahl einer Intraokularlinse bei refraktivem Linsenaustausch unterstützt. Bei Augen mit Katarakt ist es nicht anzuwenden. Wie funktioniert das Gerät? Der Patient schaut in das Gerät, und es zeigen sich ihm Objekte/Bilder im Raum. Mit gängigen IOL-Modellen und deren Optiken, die in die Sehstrecke eingebaut werden, kann somit ein „Probesehen" mit Intraokularlinsen durchgeführt werden, sodass die IOL-Wahl auf den Patienten abgestimmt werden kann.

8.4 Femtolaser (Femcat) – ja oder nein?

Die Operation mit dem Femtosekundenlaser (Femcat) führt zu einer Optimierung des Linsensitzes, da die Linse aufgrund der gleichmäßig großen Rhexis bezogen auf den Kapselsack immer gut zentriert ist. Bei einer manuell gezogenen Rhexis besteht immer das Risiko, etwa durch plötzliche Unruhe des Patienten und Abflachung der Vorderkammer, dass die Kapsulorhexis asymmetrisch wird oder gar ausläuft. Wenn die Rhexis dann zu groß oder asymmetrisch ist, führt das zu einer Instabilität der Refraktion in den ersten Wochen und gegebenenfalls zu einem Linsentilt und damit zu einer Abwei-

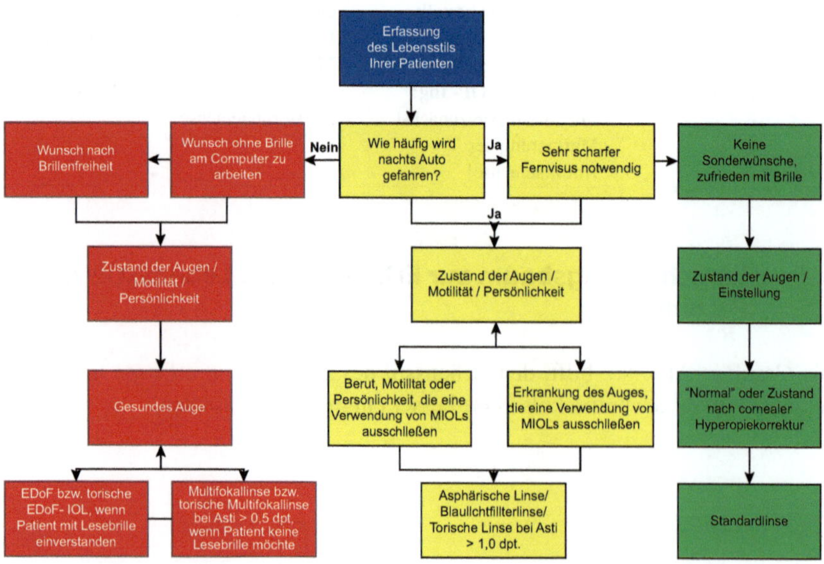

Abb. 8.2 Entscheidungsbaum zur Erfassung des Lebensstils der Patienten

	Trifft zu	Trifft nicht zu
Bei dem Patienten ist eine Katarakt-Operation geplant.	☐	☐
Bei dem Patienten liegen keine Allgemeinerkrankungen wie Diabetes mellitus, Fibromyalgie, Depression etc. vor.	☐	☐
Der Patient fühlt sich durch seine Brille gestört.	☐	☐
Der Patient möchte nach der Operation in Ferne und Nähe möglichst ohne Brille auskommen.	☐	☐
Der Patient hat räumliches Sehen.	☐	☐
Der Patient fährt im Dunkeln kein Auto.	☐	☐
Der Patient hat einen cornealen Astigmatismus < 0,75 D.	☐	☐
Der Astigmatismus des Patienten ist regulär.	☐	☐
Die BUT des Patienten beträgt > 10s.	☐	☐
Bei dem Patienten liegen keine Hornhauterkrankungen wie Cornea guttata oder Narben vor.	☐	☐
Bei dem Patienten liegt kein PEX vor.	☐	☐
Der Glaskörper und die Netzhaut des Patienten sind in Mydriasis regelrecht.	☐	☐
Das OCT des Patienten ist regelrecht.	☐	☐

Nur wenn alle Aussagen auf den Patienten zutreffen, ist der Patient für eine Vorstellung zur Multifokallinse / EDoF IOL geeignet.

Sobald eine Aussage auf den Patienten nicht zutrifft, sollte dem Patienten bereits in der nichtoperierenden Augenarztpraxis von Multifokallinsen und ggf. auch EDOF-IOLs eher abgeraten werden.

Abb. 8.3 Checkliste Intraokularlinsen mit erweitertem Schärfebereich (MIOL/EDOF-IOLs)

chung des Linsensitzes. Ein Tilt kann die Ursache für postoperative Dysphotopsien sein.

Vergleichen Sie einmal: In Abb. 8.4 sehen Sie drei gleichmäßige Kreise.

Versuchen Sie einmal, wie in Abb. 8.4, drei gleichmäßige Kreise in Abb. 8.5 zu zeichnen

Man sieht, dass das nicht immer gelingen kann. Daher ist die Femcat ideal, insbesondere für außergewöhnliche Fälle wie harter Kern, Cornea guttata, flache Vorderkammer oder extrem hyperope Augen aufgrund der flachen Vorderkammer. Auch bei Patienten mit Clear-Lens-Extraction, bei denen die Einhaltung der Zielrefraktion ganz entscheidend ist, sowie bei allen Premiumlinsenpatienten, die eine Multifokallinse oder torische Linse erhalten, ist sie für eine initial zentrierte Kapsulorhexis ideal.

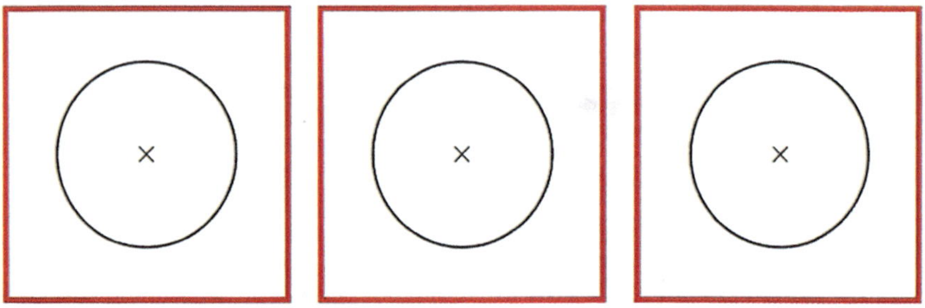

Abb. 8.4 Drei gleich große Kreise um das Zentrum (=X), die für drei große Kapsulorhexen stehen sollen

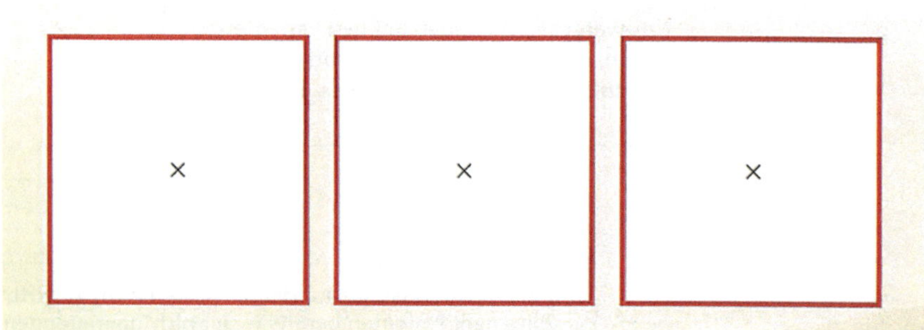

Abb. 8.5 Zeichnen Sie in allen drei Quadraten jeweils einen Kreis gleicher Größe um das Zentrum. Dabei zeigt sich, dass die Kreise selten perfekt rund oder einheitlich groß ausfallen

Beispielfälle

9

Zusammenfassung

In diesem Kapitel werden Beispiele aus der Praxis gezeigt, die eine Hilfestellung für die verschiedenen Sonderlinsen geben sollen.

9.1 Die Empfehlung: Asphärische Linse

Der Patient in Abb. 9.1 war für eine Kataraktoperation vorgesehen. Es zeigten sich hohe sphärische Aberrationen von 0,434 µm, was dem Patienten auch erläutert wurde. Bei Wahl einer Standardlinse ist das Risiko, postoperativ Halos bei Dämmerung/Dunkelheit zu sehen, höher, als wenn eine aberrationskorrigierende, d. h. asphärische Intraokularlinse (IOL) implantiert wird. Bei diesem hohen Ausmaß der sphärischen Aberration darf die am höchsten korrigierende asphärische IOL, die Tecnis von J&J, verwendet werden.

Bei dem Patienten in Abb. 9.2 und 9.3 liegen sehr niedrige sphärische Aberrationen (0,066 µm) vor. Daher sollte hier entweder eine aberrationsneutrale IOL oder eine Standardlinse eingesetzt werden.

S. Schmickler, *Intraokularlinsen*, https://doi.org/10.1007/978-3-662-72707-2_9

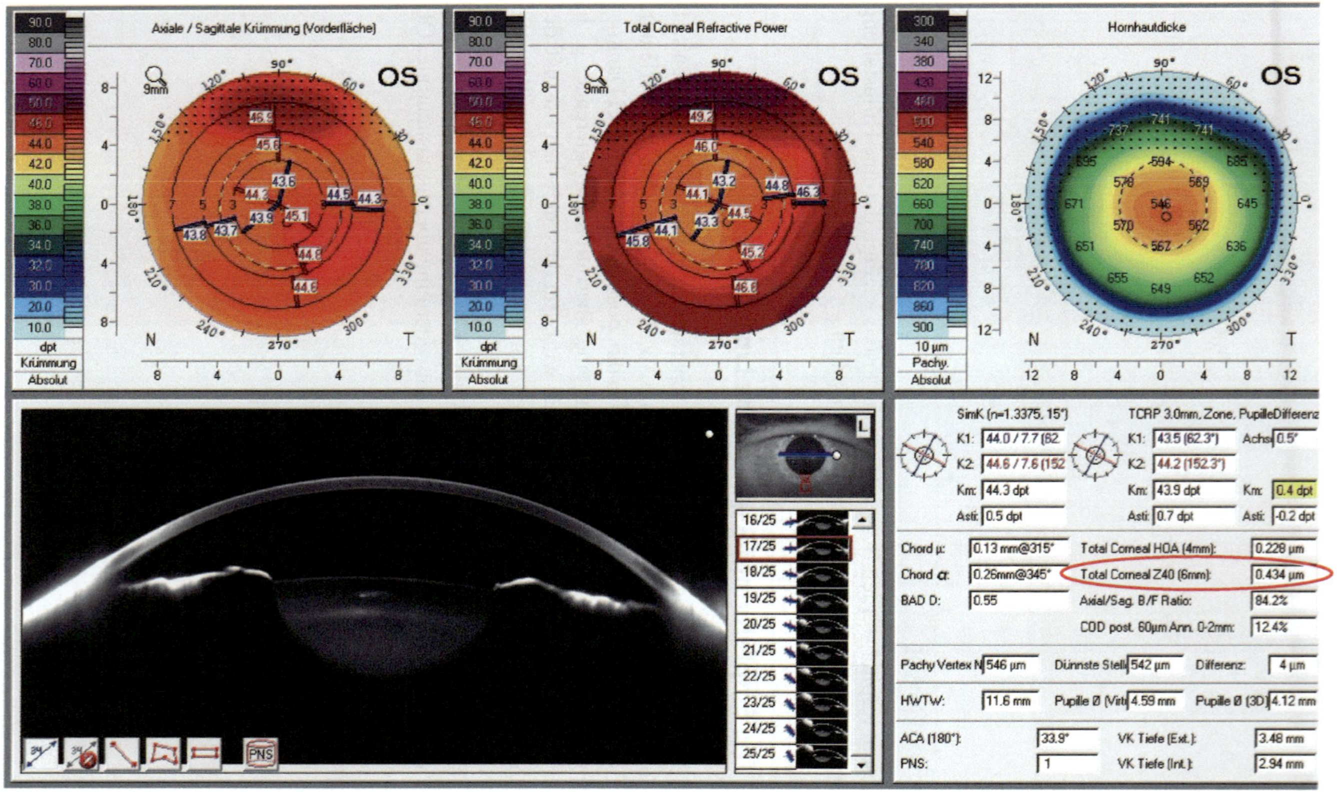

Abb. 9.1 Patient mit hohen asphärischen Aberrationen (rote Markierung), der von einer aberrationskorrigierenden IOL, das heißt einer asphärischen IOL, in der postoperativen Sehqualität sehr profitieren wird

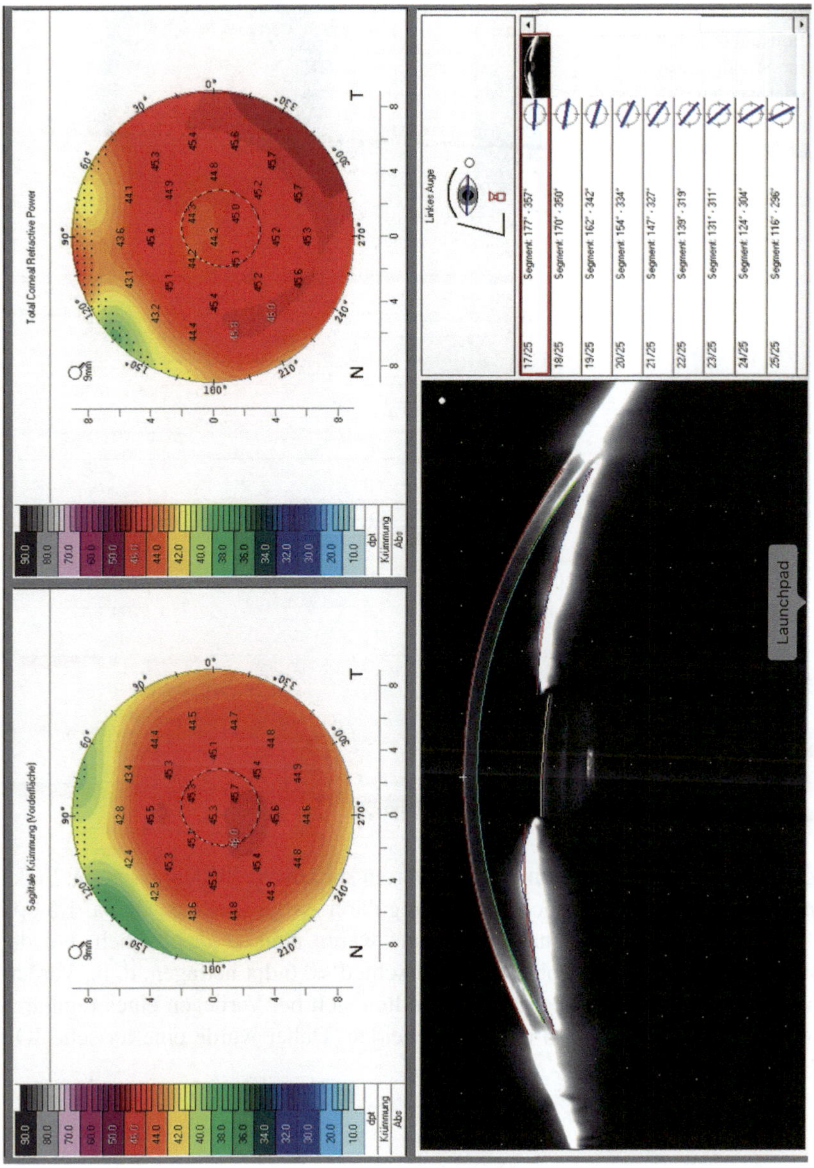

Abb. 9.2 Erster Teil der Messwerte eines Patienten mit niedrigen sphärischen Aberrationen. Die weiteren Messwerte sind in Abb. 9.3 abgebildet

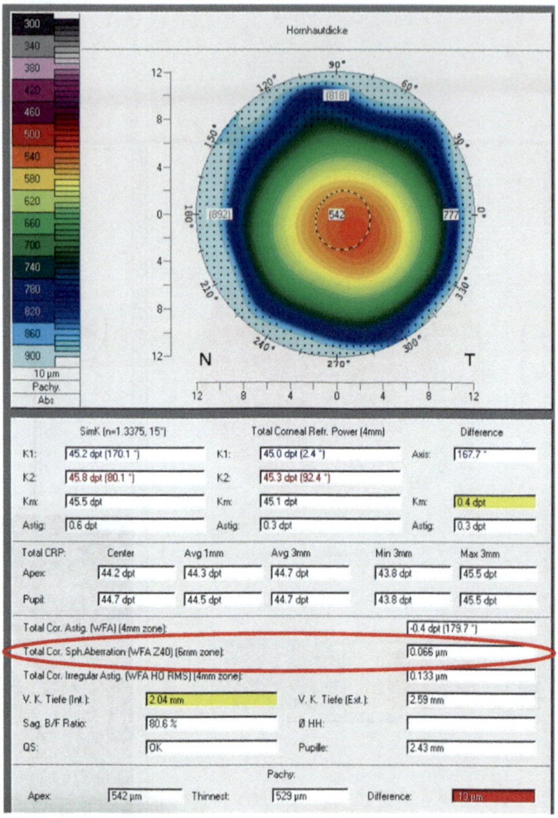

Abb. 9.3 Zweiter Teil der Messwerte eines Patienten mit niedrigen sphärischen Aberrationen (0,066 µm, rote Markierung), weshalb hier eine aberrationsneutrale IOL oder eine Standardlinse verwendet werden sollte. Die weiteren Messwerte sind in Abb. 9.2 abgebildet

9.2 Die Empfehlung: Torische Linse

Bei dem Patienten in Abb. 9.4 und 9.5 lagen rein sphärische Brillengläser vor. In der Hornhauttopographie zeigte sich aber ein regulärer Astigmatismus von ca. 1,5 dpt. Der Vorder- und Rückflächenastigmatismus waren nahezu gleich hoch; bei der Wahl einer torischen Linse sollte der Unterschied <0,6 dpt betragen, d. h., Vorderflächen- und Rückflächenastigmatismus sollten sich bei Vorliegen eines regulären Astigmatismus nicht um >0,6 dpt unterscheiden. Daher wurde eine torische IOL implantiert.

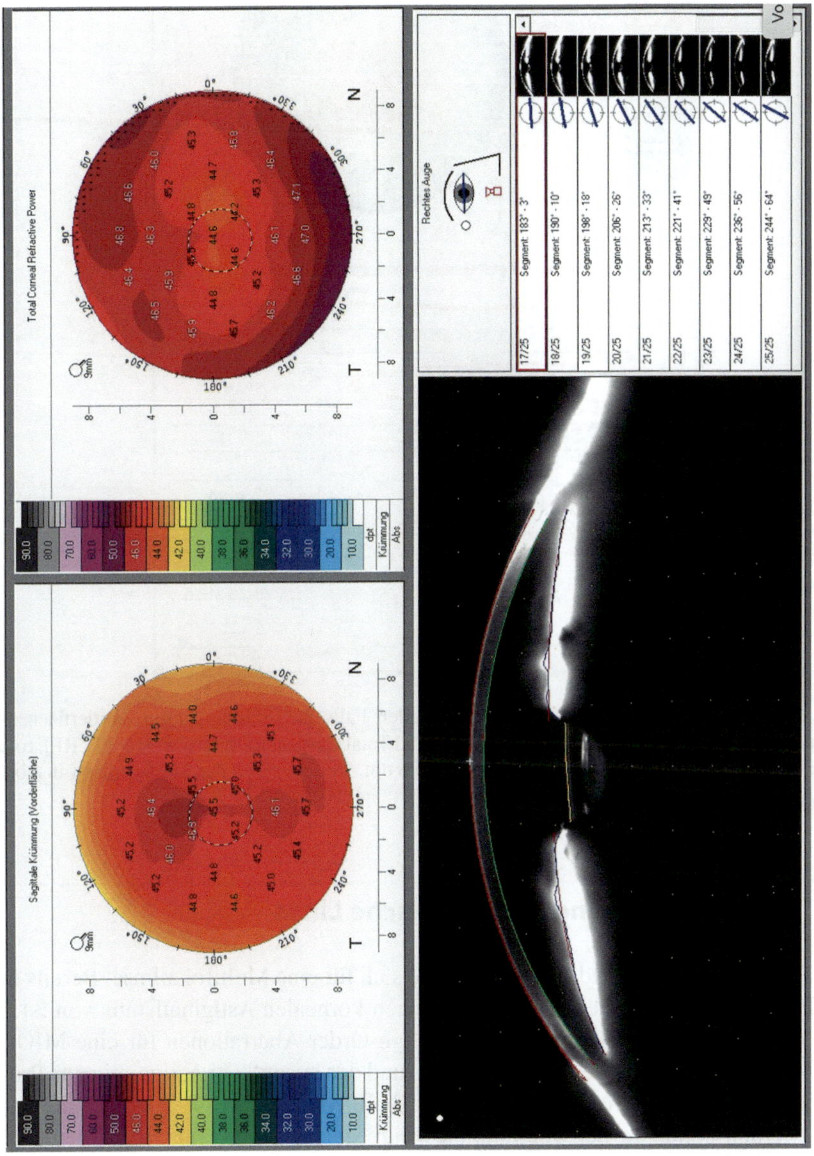

Abb. 9.4 Erster Teil der Messwerte eines idealen Falls für torische Linsen. Der zweite Teil der Messwerte ist in Abb. 9.5 abgebildet

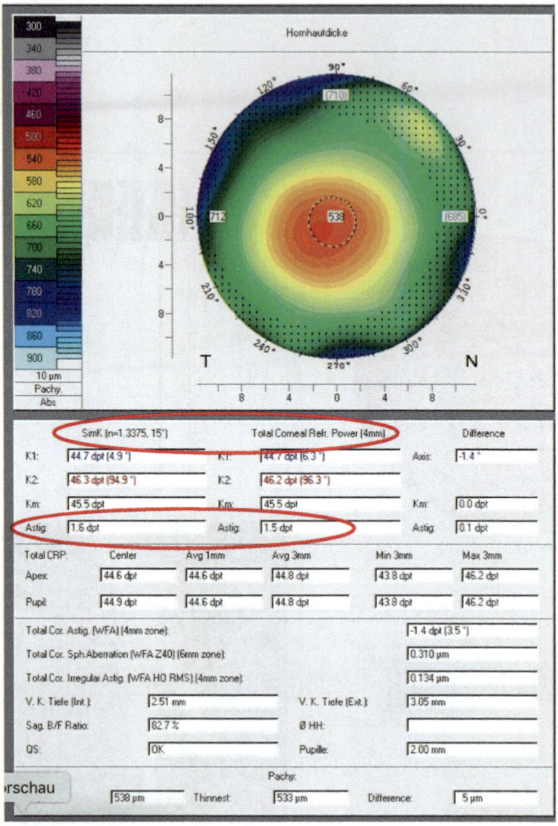

Abb. 9.5 Zweiter Teil der Messwerte eines idealen Falls für torische Linsen: Vorderflächenastigmatismus und Gesamtastigmatismus (SimK und Total Corneal Refractive Power [TCRP], rote Markierung) unterscheiden sich um weniger als 0,6 dpt. Der erste Teil der Messwerte ist in Abb. 9.5 abgebildet

9.3 Die Empfehlung: Keine torische Linse

Der Patient in Abb. 9.6 und 9.7 interessierte sich für eine Multifokallinse. Bereits in der Biometrie gab es einen Hinweis auf einen kornealen Astigmatismus von >1,0 dpt. Auch wenn in der Topographie die High-Order-Aberrationen für eine MIOL unter 0,3 µm liegen, würde der Patient aufgrund des irregulären Astigmatismus Probleme mit Halos und Glare bekommen, weshalb von einer MIOL Abstand genommen werden sollte. In der Topographie zeigt sich nicht die für einen regulären Astigmatismus typische Fliegenform; die Pfeile weisen auf den irregulären Astigmatismus hin.

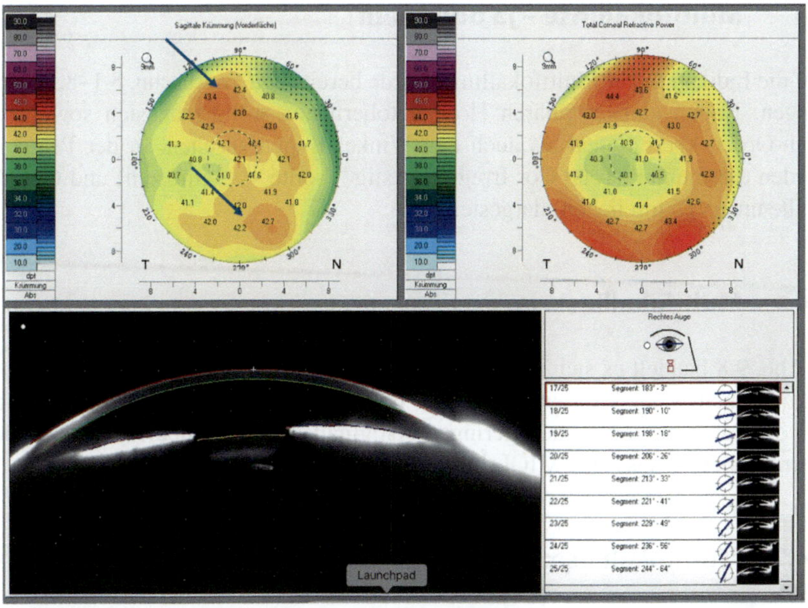

Abb. 9.6 Es liegt zwar ein Astigmatismus vor. Da sich aber in der Topographie die für einen regulären Astigmatismus typische Fliegenform nicht zeigt, liegt hier ein irregulärer Astigmatismus (blaue Pfeile) vor. Diese Abbildung zeigt den ersten Teil der Messwerte, der zweite Teil ist in Abb. 9.7 abgebildet

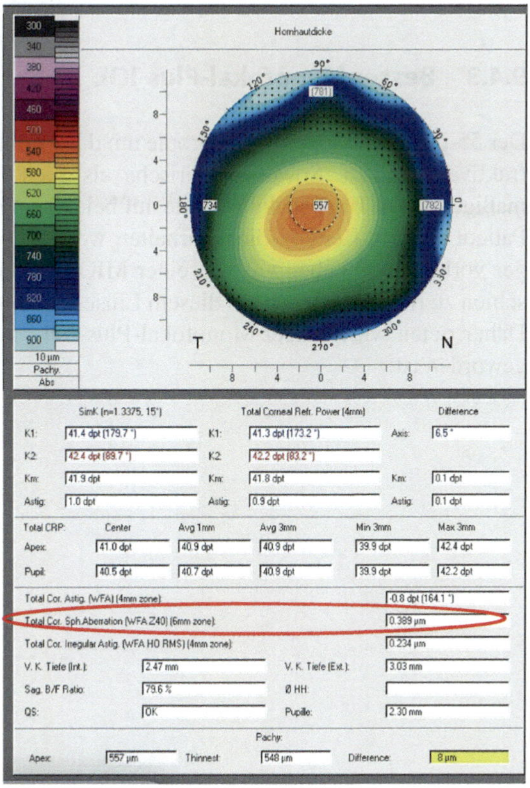

Abb. 9.7 Es liegt zwar ein Astigmatismus vor. Da sich aber in der Topographie die für einen regulären Astigmatismus typische Fliegenform nicht zeigt, liegt hier ein irregulärer Astigmatismus vor. Diese Abbildung zeigt den zweiten Teil der Messwerte, der erste Teil ist in Abb. 9.6 abgebildet

9.4 Multifokallinse – ja oder nein?

Auf die Indikation zur Multifokallinse wurde bereits u. a. in Abschn. 8.1–8.3 eingegangen. Neben einer regulären Hornhautoberfläche sollte man sich sowohl die High-Order-Aberrationen als auch den Winkel Kappa ansehen. In der Pentacam werden diese unter „Total Cor Irregular Astig" (sollte <0,3 µm sein) und Chord µ (sollte unter 0,5 µm liegen) dargestellt.

9.4.1 Multifokallinse: ja

In Abb. 9.8 handelt es sich um einen Patienten mit umfangreicher Beratungs- und Bürotätigkeit. Kontaktlinsen werden bei höherer Hyperopie nicht mehr vertragen. Die Topographie zeigt einen geringen Astigmatismus und niedrige High-Order-Aberrationen, sodass eine MIOL implantiert wurde.

9.4.2 Multifokallinse: nein

Im Fall von Abb. 9.9 und 9.10 wünschte der Patient eine Multifokallinse. In der Topographie zeigen sich deutliche High-Order-Aberrationen (>0,3 µm), weshalb dem Patienten von einer MIOL abgeraten und zu einer rein asphärischen IOL geraten wurde.

9.4.3 Besser Monofokal-Plus-IOL

Der 55-jährige Patient mit Hyperopie um die +3 dpt in Abb. 9.11 wünschte einen refraktiven Eingriff. Sowohl sphärische als auch High-Order-Aberrationen waren mäßig. Die OCT der Makula zeigte auf beiden Augen keine Auffälligkeiten. Da der Patient aber im Rettungsdienst arbeitet, weshalb Nachtfahrten und Einsätze häufiger vorkommen, haben wir von einer MIOL abgeraten. Auch eine EDOF-IOL erschien zu riskant, da auch bei diesem Linsentyp mit Halos und Glare zu rechnen ist. Daher rieten wir zu einer Monofokal-Plus-IOL, mit der der Patient sehr glücklich geworden ist.

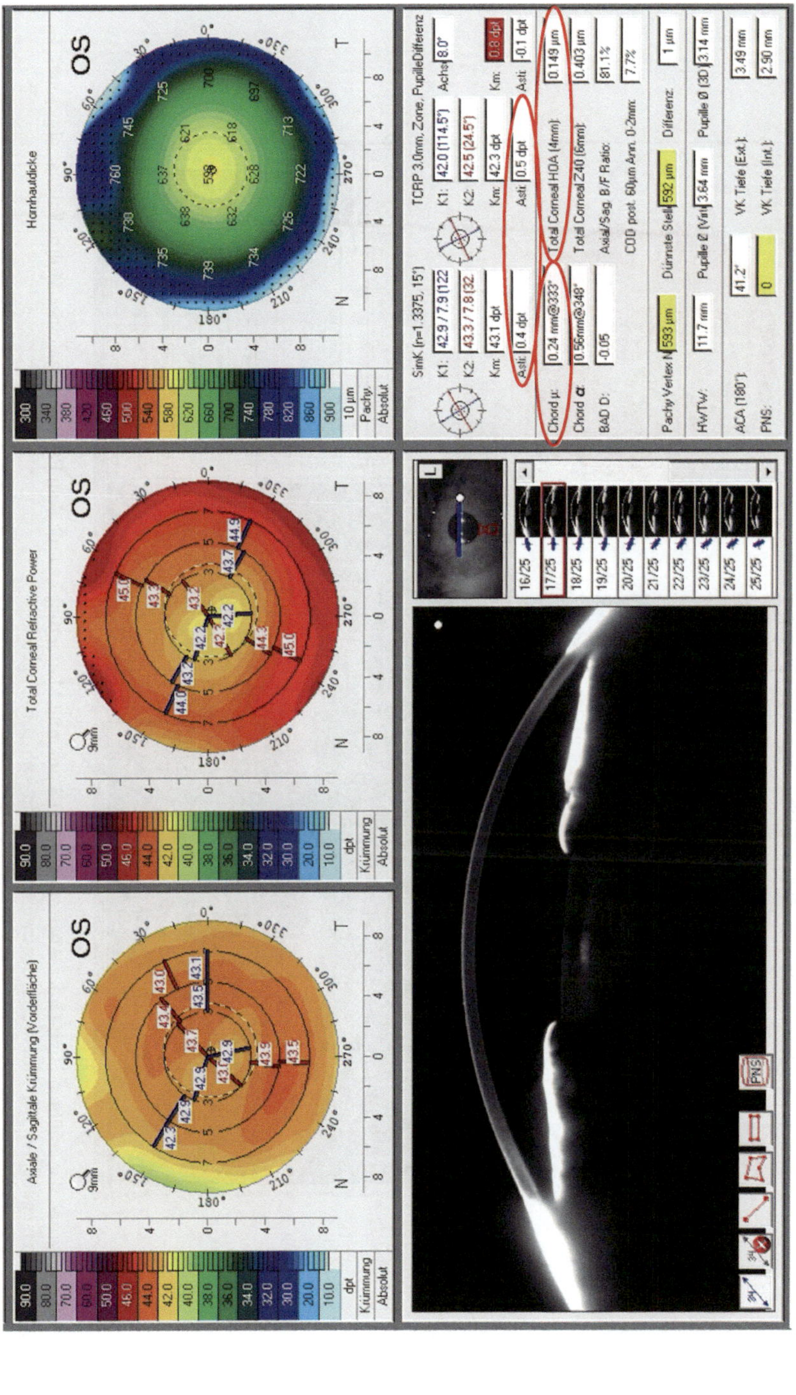

Abb. 9.8 Patient, der von der Topographie her ideal für eine Multifokallinse ist, weil er über einen geringen Astigmatismus und niedrige High-Order-Aberrationen verfügt und auch Chord µ gering ist (rote Markierungen)

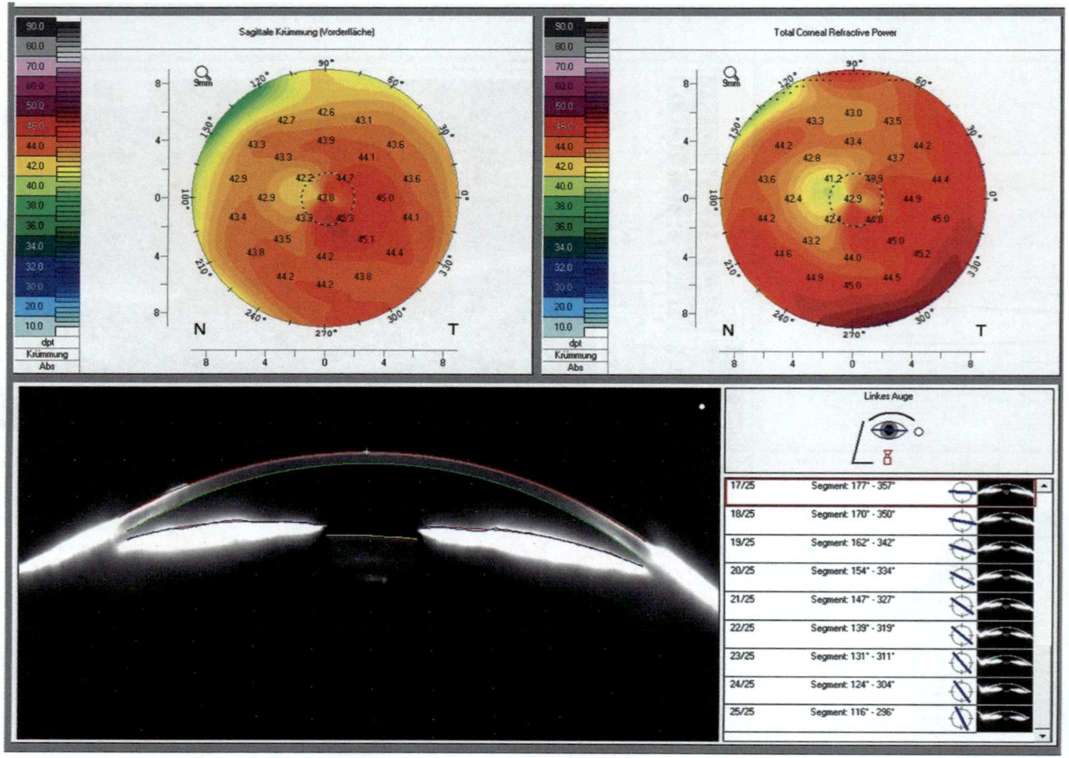

Abb. 9.9 Aufgrund der erhöhten High-Order-Aberrationen (>0,3 µm, rote Markierung) wurde dem Patienten von einer Multifokallinse abgeraten. Diese Abbildung zeigt den ersten Teil der Messwerte, der zweite Teil ist in Abb. 9.10 abgebildet

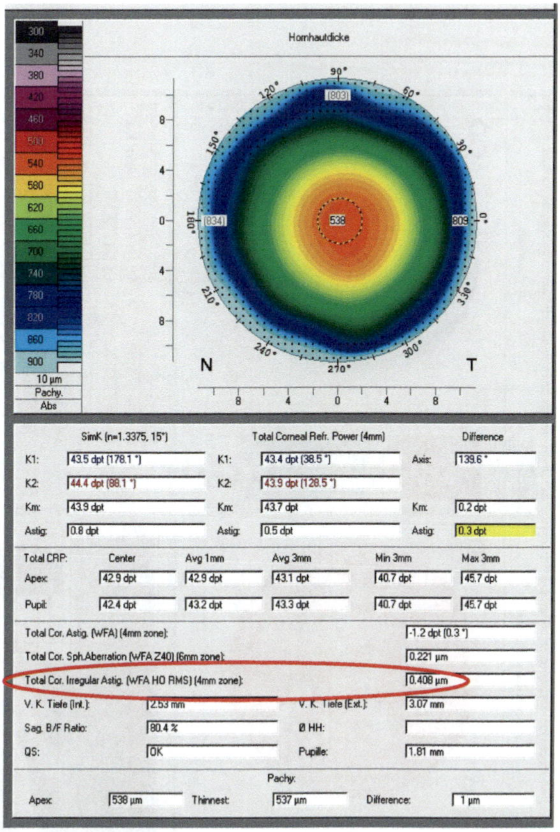

Abb. 9.10 Aufgrund der erhöhten High-Order-Aberrationen (>0,3 µm, rote Markierung) wurde dem Patienten von einer Multifokallinse abgeraten. Diese Abbildung zeigt den zweiten Teil der Messwerte, der erste Teil ist in Abb. 9.9 abgebildet

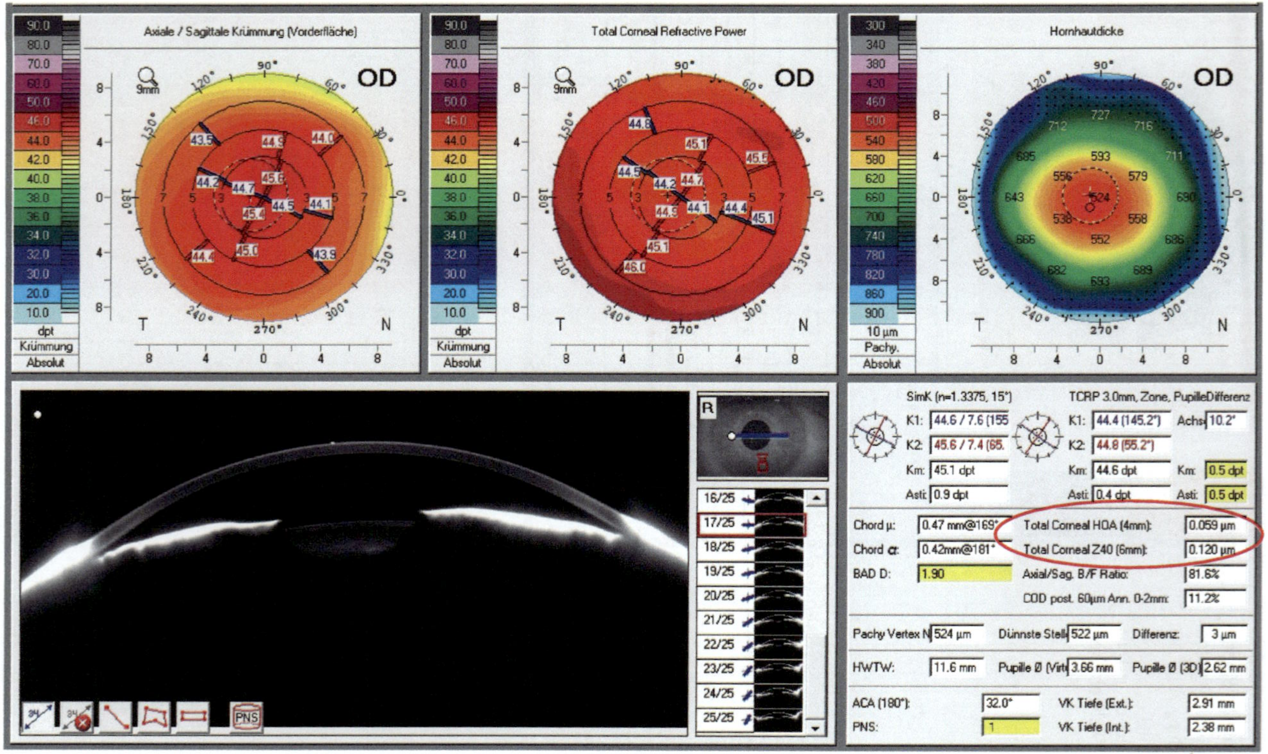

Abb. 9.11 Auch wenn in diesem Fall sowohl High-Order-Aberrationen als auch sphärische Aberrationen (rote Markierungen) gering waren, haben wir aufgrund der beruflichen Tätigkeit des Patienten (Nachtfahrten) von einer Multifokallinse abgeraten und zu einer Monofokal-Plus-Linse geraten, die anschließend implantiert wurde

9.5 IOLs bei Z. n. refraktiver Hornhautchirurgie

Bei Z. n. refraktiver Hornhautchirurgie muss unterschieden werden, ob eine zentrale Abflachung der Hornhaut (Myopiekorrektur) oder eine zentrale Aufsteilung (Hyperopiekorrektur) vorliegt. Bei der Myopiekorrektur kommt es durch die refraktive Behandlung (Excimerlaser, radiäre Keratotomie) zu einer zusätzlichen Induktion von Aberrationen. Hier empfiehlt sich immer, eine asphärische IOL zu implantieren, um das postoperative Kontrast- und Dämmerungssehen durch Reduktion der Aberrationen zu verbessern. Abb. 9.12 zeigt ein Auge mit Z. n. LASIK; der rote Pfeil weist auf die zentrale Abflachung der Hornhaut hin.

In Abb. 9.13 liegt ebenfalls ein Z. n. Excimerlaser-OP vor. Der Patient behauptete vehement, früher kurzsichtig gewesen zu sein. Die Topographie zeigte aber, dass es sich bei dem Patienten um eine hyperope LASIK gehandelt hatte. Hier ist die zentrale Hornhaut unbehandelt; es kommt zu negativen sphärischen Aberrationen. Die IOL wird mit einer „normalen" Biometrieformel berechnet. Als IOL nimmt man eher eine aberrationsneutrale IOL oder eine Standardlinse, die per se die Aberrationen im Auge erhöht.

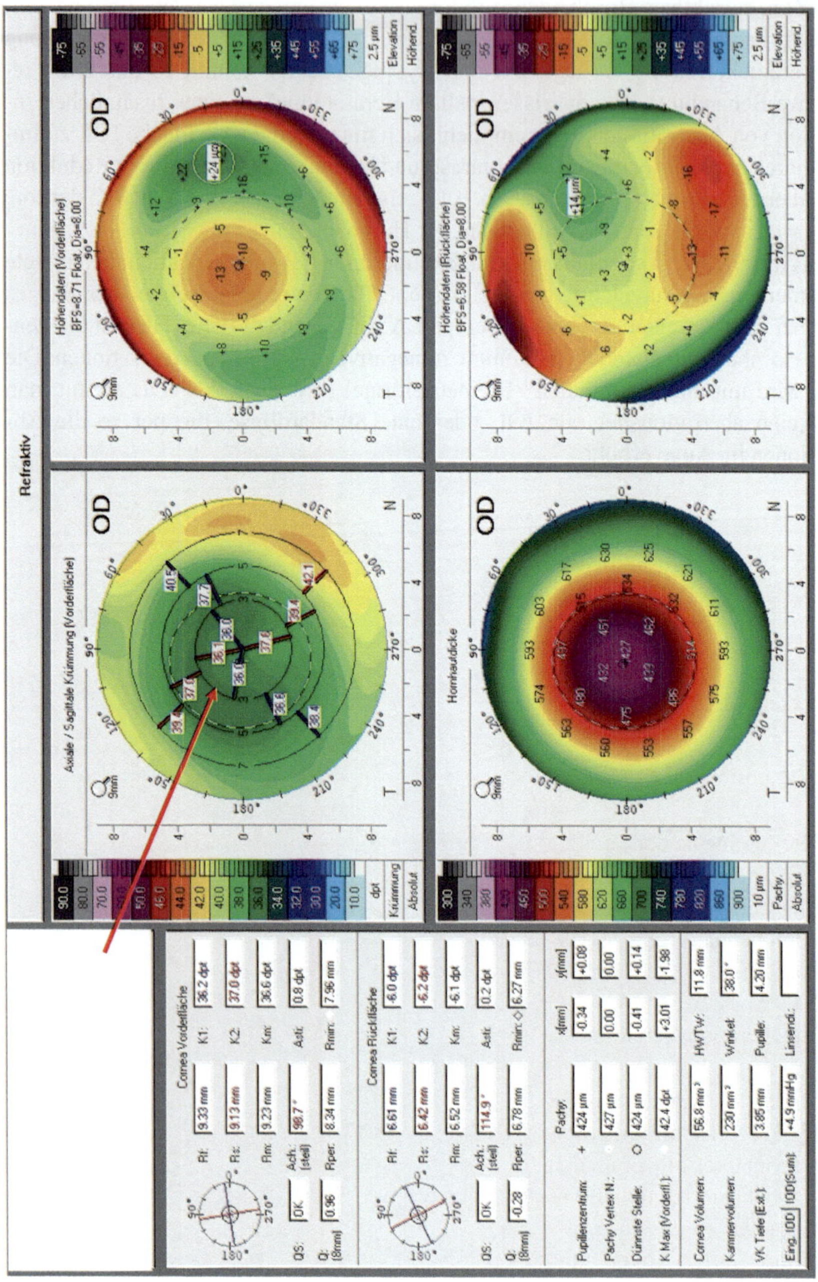

Abb. 9.12 Auge mit Z. n. LASIK; der rote Pfeil weist auf die zentrale Abflachung der Hornhaut hin

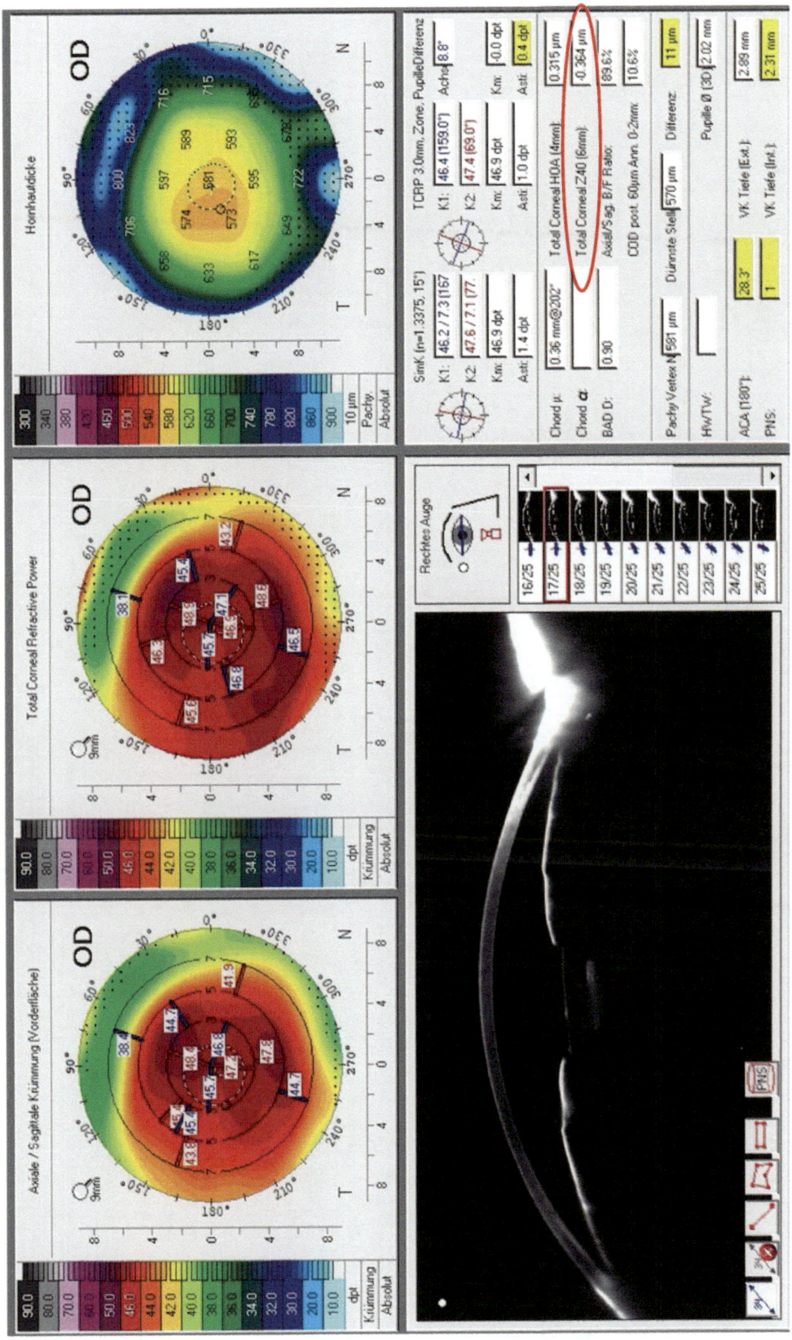

Abb. 9.13 Z. n. Excimerlaser-OP: Die Topographie weist mit der zentralen Aufsteilung eindeutig nach, dass es sich hier um eine hyperope LASIK handelte und nicht, wie der Patient behauptete, um eine myope LASIK; typisch hierfür sind die negativen sphärischen Aberrationen (rote Markierung)

Der Patient mit Z. n. refraktiver Chirurgie 10

Zusammenfassung

Derzeit kommen die Babyboomer mehr und mehr zur Kataraktoperation. Das ist die Generation, die noch mittels radiärer Keratotomie oder bereits mittels Excimerlaser behandelt wurde. Hier stellt die Biometrie eine große Herausforderung dar. Jeder Patient mit Zustand nach radiärer Keratotomie oder nach Excimerlaser-Operation muss explizit über die ungenaue Vorhersehbarkeit beim Einhalten der Zielrefraktion und die Schwankungen bei den Refraktionswerten in den ersten Monaten postoperativ aufgeklärt werden, d. h. über einen „refractive surprise“. Zukünftig werden die Biometriegeräte auf OCT-Basis, bei denen auch die Hornhautrückfläche bei der Messung und Berechnung mit einbezogen wird, wahrscheinlich immer mehr zu präziseren Werten führen.

10.1 Welche Biometrieformel für welchen Patienten?

Zunächst sollte man sich nicht auf die Angaben des Patienten verlassen, ob er früher myop oder hyperop war. Kaum ein Patient gibt das korrekt wieder. Daher immer eine Hornhauttopographie durchführen, mit der man auf der sicheren Seite ist, was die Ursprungsrefraktion betrifft. Abb. 10.1 zeigt einen Patienten mit Z. n. myoper Excimerlaser-Korrektur. Man sieht die kühleren Farben im Zentrum der Hornhaut, die für die Abflachung, d. h. die geringere Brechkraft, bei Z. n. Myopiekorrektur stehen.

Bei Z. n. refraktiver Hyperopiekorrektur ist das Zentrum der Hornhaut viel steiler als die Peripherie. Daher müssen sich im Zentrum wärmere Farben als in der Peripherie zeigen, wie in Abb. 10.2 zu sehen ist.

Bei Z. n. hyperoper Korrektur kann eine der Achsenlänge angepasste Biometrieformel, z. B. die Barrett Universal II, verwendet werden. Bei myoper Korrektur bie-

S. Schmickler, *Intraokularlinsen*, https://doi.org/10.1007/978-3-662-72707-2_10

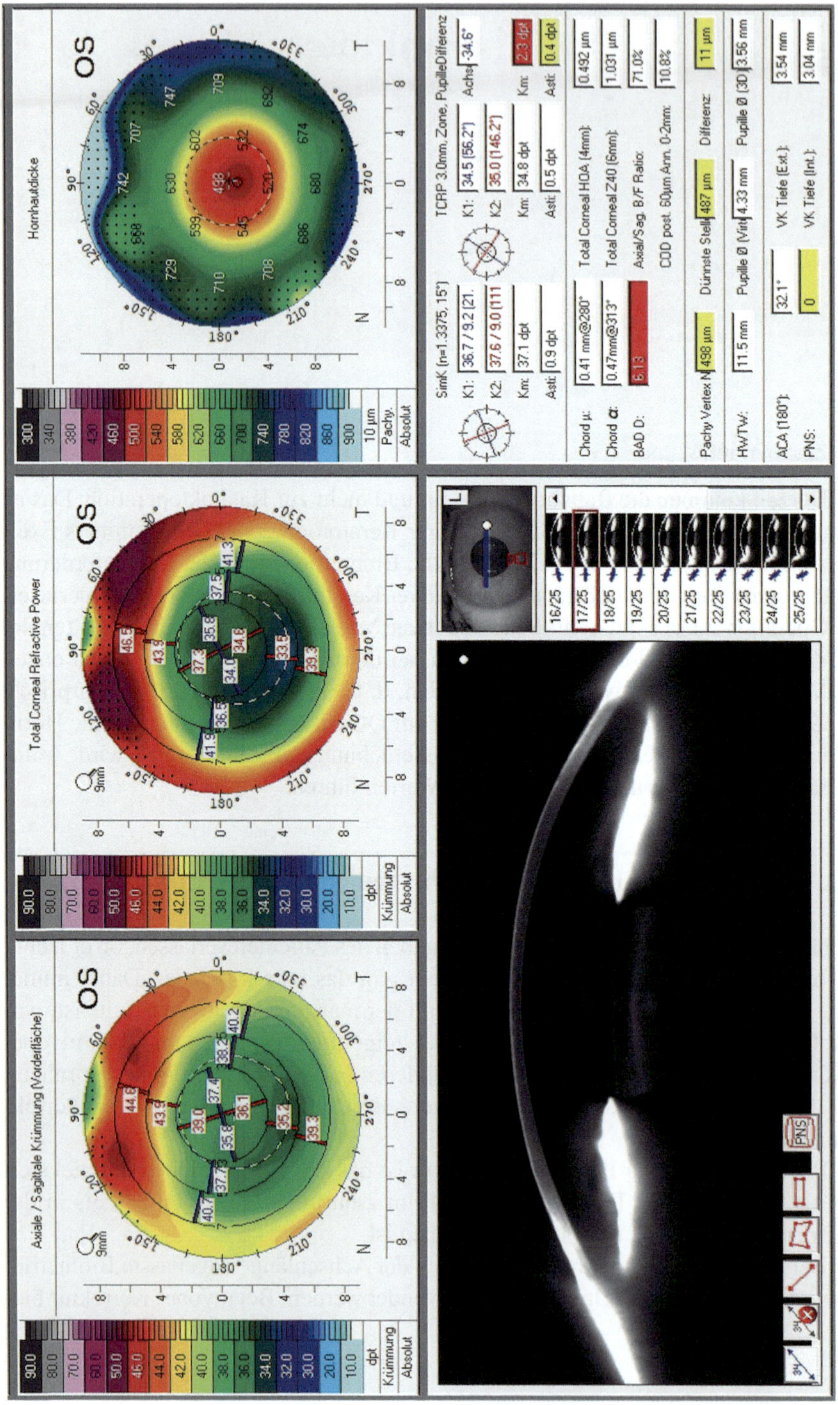

Abb. 10.1 Patient mit Z. n. myoper Excimerlaser-Korrektur: Die kühleren Farben im Zentrum der Hornhaut weisen auf eine Abflachung und damit auf eine geringere Brechkraft hin; dies spricht für einen Zustand nach Myopiekorrektur

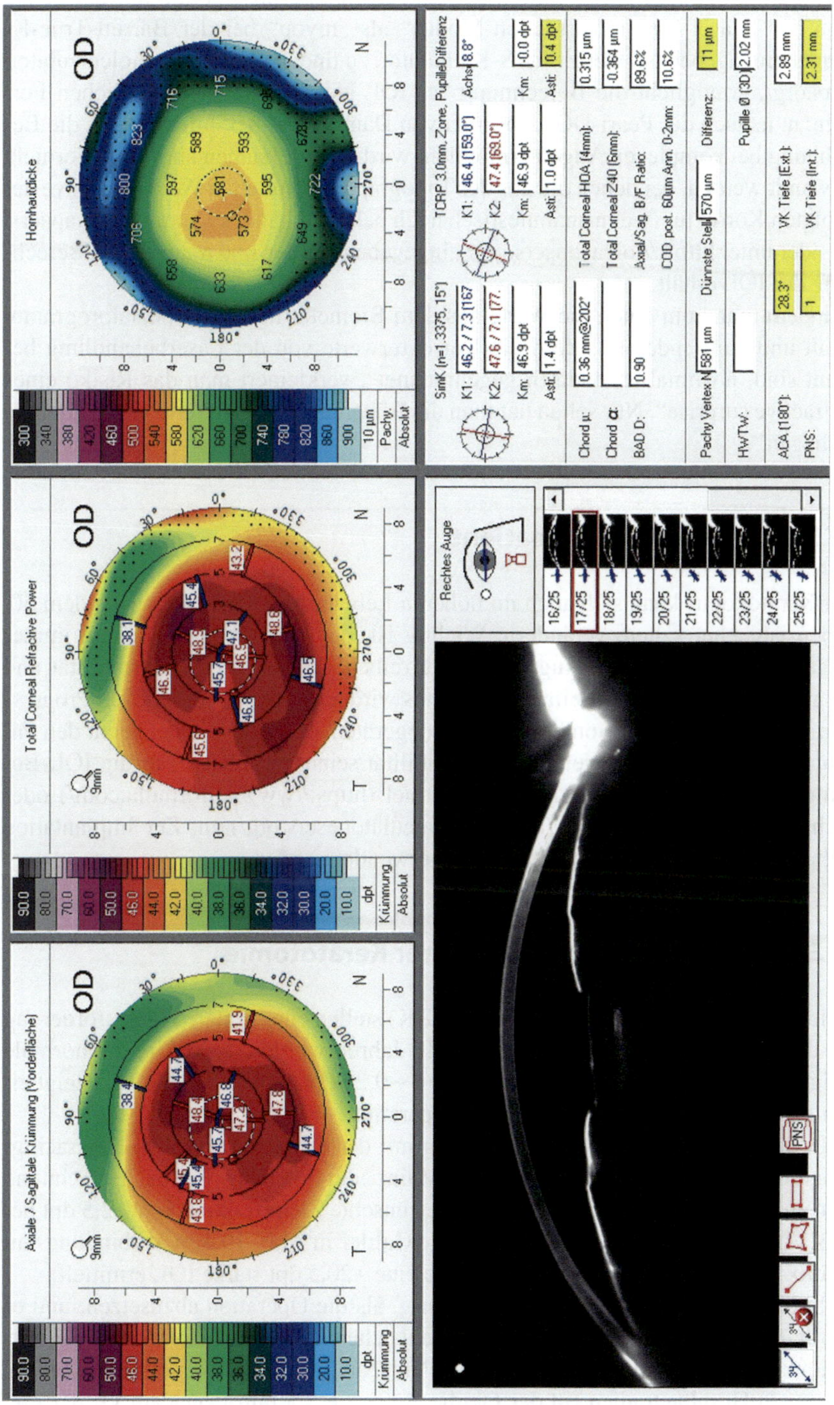

Abb. 10.2 Patient mit Z. n. refraktiver Hyperopiekorrektur: Im Zentrum der Hornhaut sind deutlich wärmere Farben als am Rand. Hier wurde die Hornhaut zur Hyperopiekorrektur aufgesteilt

ten moderne Biometer inzwischen Spezialberechnungsprogramme an, bei denen dann der „Laser-Vision-Correction-Modus“ als „myop“ bei der Barrett-True-K-Formel einzugeben ist. Der ESCRS-Kalkulator, zu finden unter https://iolcalculator.escrs.org/, ermöglicht die Berechnung der IOL gleich mit unterschiedlichen Formeln, u. a. auch der Pearl-DGS Formula von Damien Gatinel, mit der auch die Berechnung bei komplexen Augen ermöglicht wird. Ferner können aber auch Formeln verwandt werden, bei denen die aus der Topographie ermittelten Werte inklusive der erfolgten Korrektur (wenn anamnestisch noch bekannt) händisch unter www.apacrs.org oder unter https://iolcalc.ascrs.org/ eingegeben werden und man so eine Berechnung der IOL erhält.

Indem man zum einen die Werte aus dem Biometer mit dem Spezialprogramm erhält und zum anderen, sofern die Korrekturwerte von der Laserbehandlung bekannt sind, nochmals „händisch gegenrechnet“, verkleinert man das Risiko eines „refractive surprise“. Nur selten hat man die früheren Korrekturwerte vom Patienten vorliegen!

10.2 Der Keratokonuspatient

Der Keratokonus kann sich auch im höheren Lebensalter, wenn auch nach dem 50. Lebensjahr eher selten, verändern. Wichtig ist, den Keratokonuspatienten immer darauf hinzuweisen, seine Augen nicht zu reiben, da das zu einer Instabilität und Progression führen kann. Beim Keratokonus wird aufgrund der möglichen Progression von der Wahl einer Sonderlinse eher abgeraten, es sei denn, man kennt den Patienten schon lange und weiß um die Stabilität seiner Hornhaut. Für die IOL-Bestimmung bieten sich u. a. die Kane-Formel (https://www.iolformula.com/) oder auch der ESCRS-Kalkulator (https://iolcalculator.escrs.org/) an. Zur Implantation sollte eher eine aberrationsneutrale IOL verwendet werden.

10.3 Der Patient mit Z. n. radiärer Keratotomie

Patienten mit Z. n. radiärer Keratotomie (RK) stellen eine weitere Herausforderung bei der IOL-Berechnung dar. Noch vor 10 Jahren wurde empfohlen, die normale Haigis-Formel zu verwenden und dabei auf −0,25 dpt zu zielen. Abb. 10.3 zeigt einen Patienten mit Z. n. RK vor Kataraktoperation.

In diesem Fall wurde eine Berechnung mit der Pentacam und dem Raytracing-Programm Okulix von Prof. Preussner, Mainz, durchgeführt. Bei der Berechnung kam eine +26.5 dpt starke IOL für eine gewünschte Zielrefraktion von −2,5 dpt heraus. Am OP-Tag wurde mit dem Ziemer Galilei in Abb. 10.4 in Verbindung mit Okulix nochmals gemessen, und es wurde eine +20,5 dpt starke IOL ermittelt.

In diesem Fall blieb nichts anderes übrig, als die Operation abzusetzen, und es wurde Kontakt mit Prof. Dr. Achim Langenbucher, Universität Homburg/Saar, aufgenommen. Er sah direkt die zwischen Pentacam und Galilei unterschiedlich gemessenen Hornhautradien (in der Okulix-Software 9,5 mm Pentacam vs. 8,7 mm

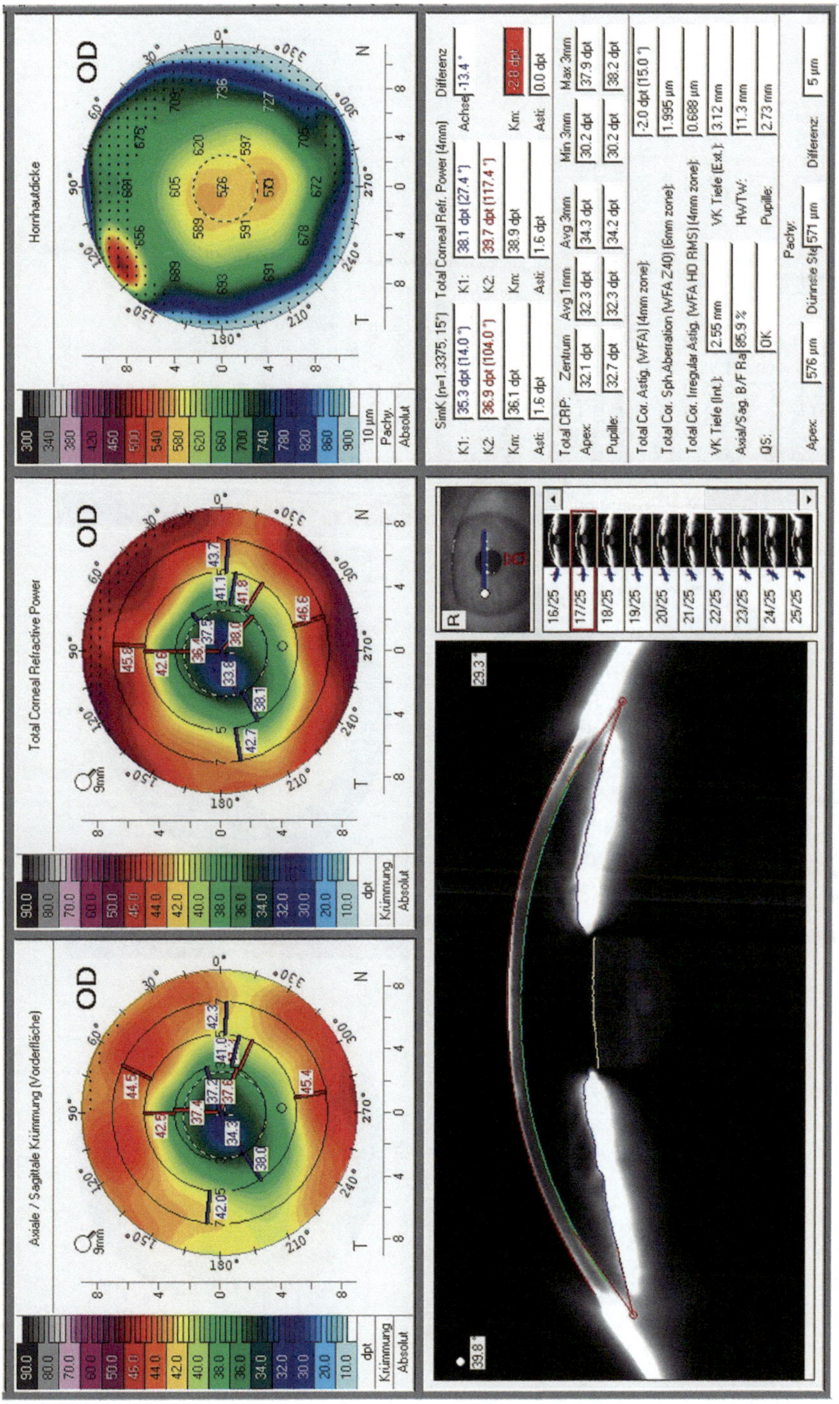

Abb. 10.3 Patient mit Z. n. RK: Man erkennt in der axialen/sagittalen Darstellung die peripheren rötlichen, runden Aufsteilungsherde; das sind die Bereiche zwischen den Einschnitten

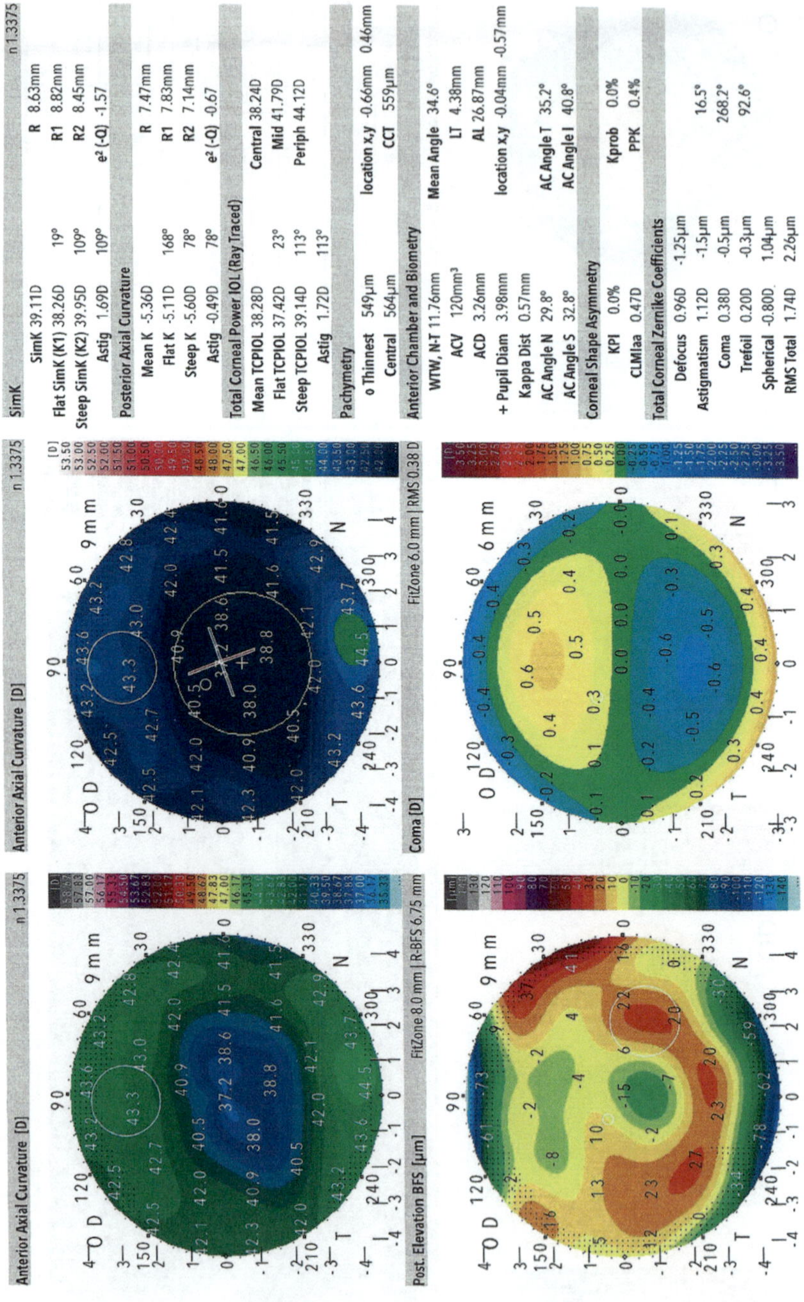

Abb. 10.4 Messung mit dem Ziemer Galilei – bei demselben Patienten wie in Abb. 10.3 zeigen sich deutlich andere zentrale Brechkraftwerte bzw. Hornhautradien

Ziemer), wohingegen die Rückflächen eher vergleichbar waren. Es wurde vermutet, dass die Pentacam den zentralen Radius mehr interpretiert und das Ziemer Galilei etwas mehr in der Peripherie misst. Von daher sollte auch immer überlegt werden, wie sich das Auge vor der RK refraktiv dargestellt hatte. Wir hatten alte Daten und wussten, dass es „normal“ war. Da die RK bei jeder 1/10-mm-Abflachung der Hornhaut etwa 0,6 dpt im Hornhautbrechwert bewirkt, bedeuten 9/10 mm Abflachung etwa 6–7 dpt in der Refraktion. Das passte auch eher zu der Achsenlänge des Auges von 26,8 mm. Wenn man die Pentacam-Daten in dem Fall zugrunde gelegt hätte, wären damals mittels RK gut 10 Dioptrien korrigiert worden, was nicht sein konnte. Es wurden daher die Messdaten aus dem Ziemer Galilei genommen, was de facto zu einer sehr präzisen IOL-Berechnung geführt hat.

Weiterführende Literatur zur IOL-Berechnung nach refraktiver Hornhautchirurgie

Abulafia A, Hill WE, Koch DD, Wang L, Barrett GD (2016) Accuracy of the Barrett true-K formula for intraocular lens power prediction after laser in situ keratomileusis or photorefractive keratectomy for myopia. J Cataract Refract Surg 42:363–369

Christopher KL, Ifantides C, Lynch AM, Patnaik JL (2022) Intraocular lens calculations in patients with previous sequential radial keratotomy and LASIK/PRK. J Cataract Refract Surg 48(8):971–973. https://doi.org/10.1097/j.jcrs.0000000000000913

Der ESCRS Calculator: https://iolcalculator.escrs.org/

The Postoperative spherical Equivalent prediction using ARtificial Intelligence and Linear algorithms (PEARL): https://news.iolsolver.com/about/

Wang L, Koch DD (2021) Intraocular lens power calculations in eyes with previous corneal refractive surgery: challenges, approaches, and outcomes. Taiwan J Ophthalmol 12(1):22–31. https://doi.org/10.4103/tjo.tjo_38_21. PMID: 35399961; PMCID: PMC8988985

Premium-IOLs im Praxisalltag 11

Zusammenfassung

Der Patient von heute hat von Linsen gehört, mit denen er keine Brille mehr benötigt, und verlangt somit mehr von der Kataraktoperation, als nur mit Brille besser sehen zu können. Ein standardisierter und gut strukturierter Ablauf bei der Patientenvorstellung hilft dabei, die Erwartungen des Patienten besser zu erfassen und einschätzen zu können.

Der gut strukturierte Ablauf der Patientenvorstellung sollte an gut geschultes Assistenzpersonal delegiert werden, da der Patient sich dem Assistenzpersonal eher öffnet, wenn es darum geht, ob er für Mehrkosten aufkommen kann/möchte. Es ist zudem wichtig, zunächst alle Untersuchungen durchzuführen und den Patienten erst danach zu beraten. Jeder Patient, unabhängig von Herkunft und Besitzstand, hat ein Anrecht auf eine Aufklärung über die unterschiedlichen IOL-Gruppen wie Standard, asphärisch, asphärisch plus, torisch und multifokal. Letztendlich müssen dem Patienten nach Anamnese, Voruntersuchungen (siehe auch Kap. 6) und augenfachärztlicher Untersuchung seine Möglichkeiten dargelegt werden, für die er sich dann entscheiden muss. Der Augenarzt muss dabei dem Patienten auch sagen, dass nicht alles, was machbar ist, für ihn gut ist. Am Ende können Dysphotopsien trotz guter Selektion bei jeder Intraokularlinse auftreten. Für den Patienten ist am Ende sein subjektives Nutzen-Kosten-Verhältnis entscheidend, was ihn zufrieden oder unzufrieden macht, wie Abb. 11.1 zeigt. Höherwertige IOLs werden nicht automatisch als „Mehrwert" empfunden: Eine gute Patientenaufklärung ist entscheidend, und der Schwerpunkt sollte auf konkret erlebbaren Vorteilen, nicht nur auf der Technik der Linsen liegen.

S. Schmickler, *Intraokularlinsen*, https://doi.org/10.1007/978-3-662-72707-2_11

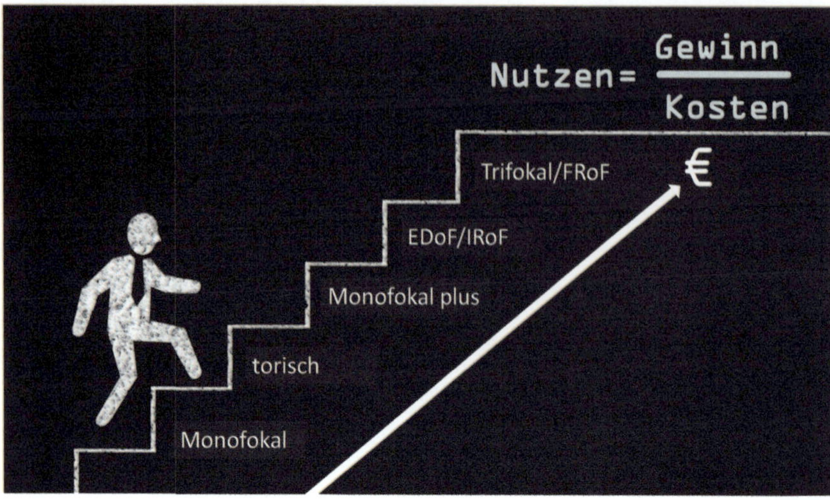

Abb. 11.1 Verhältnis von Nutzen und Kosten bei verschiedenen Intraokularlinsen-Typen: Mit steigendem Funktionsumfang – von der monofokalen Linse über torische und Monofokal-plus-Varianten bis hin zu EDOF/IROF- und Trifokal/FROF-Linsen – nehmen sowohl der potenzielle Nutzen für den Patienten als auch die Kosten zu. Letztendlich muss der Patient nach ausführlicher Voruntersuchung und Beratung durch den Arzt für sich abwägen, welches Nutzen-Kosten-Verhältnis seinen Sehbedürfnissen und Erwartungen am besten entspricht. (Mit freundlicher Genehmigung durch Amanda and Dr. Francesco Carones)

11.1 Grundlagen der Intraokularlinsen mit Zusatzfunktion

Intraokularlinsen mit Zusatzfunktion: Was der Patient erwarten kann und was nicht!

Ein Patient kann immer nur das erwarten, was der behandelnde Augenarzt ihm nach einer optimalen Voruntersuchung und im Aufklärungsgespräch in Aussicht stellen kann. Die Zufriedenheit nach einem operativen Eingriff hängt letztendlich von vielen Faktoren ab. Sie lässt sich als Gleichung darstellen:

Patientenzufriedenheit = Postoperatives Ergebnis – Erwartung des Patienten

Somit wird man eine hohe Patientenzufriedenheit erreichen, wenn man präoperativ die Erwartungen des Patienten „herunterschraubt“, d. h., man muss dem Patienten z. B. bei der Multifokallinse sagen, dass das Sehen in Ferne und Nähe von Kompromissen (Doppelkonturen, Halos, Glare) geprägt sein wird. Ganz wichtig ist daher „underpromise and overdeliver“, d. h. dem Patienten lieber weniger zu versprechen, sodass er nachher positiv erstaunt ist.

Bei der Aufklärung sollten wir uns immer im Klaren sein, was wir für einen Patienten vor uns haben. Dabei spielen sowohl die Patientenpersönlichkeit (z. B. ein sehr spezieller Patient, der sich schnell über alles beschwert) als auch die Patientenbefunde (z. B. beginnende trockene altersabhängige Makuladegeneration) eine entscheidende Rolle:

1. Wie hat der Patient bisher in seinem Leben gelebt:
   (a) mit Brille,
   (b) mit Kontaktlinsen oder
   (c) ohne Brille?

Auf das Thema Zielrefraktion ist bereits in Kap. „Zielrefraktion“ eingegangen worden. Man sollte sich im Weiteren mit dem Patienten darüber unterhalten, was er sich von der Operation erhofft und was er sich darunter vorstellt. Hier ist es dann mit den erhobenen Befunden wichtig zu schauen:

Kann man die Erwartungen des Patienten erfüllen? Wie bereits im Kap. 7 ausgeführt, glauben viele kurzsichtige Patienten, dass, wenn sie in der Ferne nach der Operation gut sehen, sie dennoch weiter ihre gute Lesefähigkeit ohne Brille behalten. Niedrig myope Patienten, die ein Leben lang ohne Brille wunderbar in der Nähe gesehen haben, verlieren durch eine Trifokallinse Visusqualität in der Nähe, und der Gewinn an unkorrigiertem Fernvisus ist dieser Patientengruppe dies häufig nicht wert. Diese Missverständnisse müssen präoperativ aus dem Weg geräumt werden, denn besser ist es, den amerikanischen Spruch zu beherzigen: „Never give a low myope a trifocal/„multi“-focal lens“!

Im Rahmen der Voruntersuchungen müssen pathologische Veränderungen am Auge erfasst und eingeordnet werden. Hierzu gehören z. B. das Sicca-Syndrom mit häufig Meibomdrüsendysfunktion, deutliche Floater oder auch eine Endothelveränderung.

Nicht alles, was machbar ist, ist gut! Nicht jeder Patient muss unbedingt mit einer Multifokallinse oder torischen Linse versorgt werden, um glücklich zu werden. Auch das muss vorher mit dem Patienten abgeklärt werden. Der Patient muss wissen, dass gilt: Je mehr er bekommt, d. h. je mehr Brillenfreiheit, je mehr „full range of vision“-Intraokularlinse, umso mehr Nebenerscheinungen beim Sehen wird er auch haben, wie Verlust des Kontrastsehens, Halos und Glare sowie Doppelkonturen. Der Patient sollte von daher im Vorfeld anhand von Bildern über Halos und Glare aufgeklärt werden, weil diese aufgrund der Physik einer diffraktiven Multifokallinse immer auftreten werden, wenn er Brillenunabhängigkeit wünscht. Mit Bildern aus Demonstrationssoftware kann man dem Patienten, dem „optischen Laien“, eher einen Seheindruck vermitteln, sodass dieser davon eine zutreffende Vorstellung erhält, wie dieser Seheindruck subjektiv empfunden wird. Der Aufklärende muss dabei etwas beschreiben, was er selbst nicht kennt. Simulationen sind nur begrenzt verfügbar und weithin auf theoretische Beispiele beschränkt. Auch sollte man immer darüber aufklären, dass es postoperativ zu einer refraktiven Überraschung bei Wahl der Kunstlinse trotz präziser, guter biometrischer Vermessung kommen kann. Die Treffgenauigkeit hat Grenzen in Teilumständen, die wir vor der Operation nicht messtechnisch genau erfassen können, sondern „nur" aus Erfahrung – mit einer gewissen Streubreite – vorhersagen können, bis hin zur Streubreite der Genauigkeit der Linsenherstellung: heute in engen Grenzen, aber nicht null (Neuhann Th. 2025, bei der Durchsicht dieses Buches vor der Manuskriptfreigabe).

11.2 Was tun, wenn die Zielrefraktion verfehlt wurde?

Wir wissen, dass es bei Z. n. refraktiver Laserchirurgie in 50% der Fälle trotz guter Berechnungsformeln immer noch zu einem „refractive surprise" kommen kann. Ansonsten sind große refraktive Abweichungen bei Standardvorgehen heute eher selten. Sollten diese auftreten, ist es wichtig, Ruhe zu bewahren. Der Patient muss gut geführt werden. Ihm muss erläutert werden, welche Korrekturmöglichkeiten es gibt:

1. Austausch der Linse,
2. Touch-up-Excimerlaser-OP (LASIK oder TransPRK),
3. Add-on-IOL.

Der Austausch der Linse eignet sich am besten innerhalb der ersten acht Wochen nach der Operation. Danach ist die IOL bereits so mit dem Kapselsack verbunden, dass es bei einem Linsenaustausch auch eher zu einer Zonulolyse kommen könnte.

Die Touch-up-Excimerlaser-OP (TransPRK, Femto-LASIK, KLEX) ist sicherlich das weniger invasive Operationsverfahren, da sie außerhalb des Auges durchgeführt wird.

Eine Add-on-IOL kann nur bei entsprechender Vorderkammertiefe zum Einsatz kommen. Über die Möglichkeit einer Pupillenentrundung, eines Tensioanstiegs oder einer rezidivierenden Iritis muss aufgeklärt werden.

11.3 Dysphotopsien

Es gibt Patienten, die sich nach der Kataraktoperation über Sehbeschwerden im Sinne von Gesichtsfeldausfällen (z. B. Schattenbildung, schwarzer Halbmond) oder Kränzen um Lichtquellen (z. B. Halos und Glare) beklagen. Meistens entstehen diese Phänomene, die Dysphotopsien genannt werden, bei Blendung durch helles Licht oder durch Reflexion von Licht im Auge. Man unterscheidet zwischen positiven und negativen Dysphotopsien:

- Negative Dysphotopsien werden durch Lichtstrahlen verursacht, die seitlich an der Linsenoptik vorbei die periphere Netzhaut treffen.
- Positive Dysphotopsien sind Reflexionen, Regenbogenfarben, Ringe oder Halos als auch monokulare Doppelkonturen.

Dysphotopsien können bei jeder Intraokularlinse entstehen und sind nicht vorhersehbar, wie der Amerikaner sagt: „There is no free lunch in optics!". Positive

Dysphotopsien sind eher persönlichkeitsabhängig. Dysphotopsien entstehen als Ergebnis der Interaktion zwischen Intraokularlinse und dem optischen Strahlengang des Auges (Holladay et al. 2012, Hong et al. 2011). Es hilft in den meisten Fällen, mit dem Patienten darüber zu sprechen und ihm die Entstehung der Dysphotopsien zu erklären. Ein Jahr nach Implantation werden die Dysphotopsien durch Gewöhnung meistens nicht mehr wahrgenommen. Bis dahin kann man versuchen, durch Engstellung der Pupille eine Verbesserung zu erzielen. Eine Intraokularlinsenexplantation sollte aufgrund der damit verbundenen Risiken und der fehlenden Gewissheit, dass es mit einer anderen Intraokularlinse besser wird, vermieden werden.

11.4 Welche IOLs sollen dem Patienten routinemäßig erläutert werden?

Beim Beratungsgespräch mit dem Patienten haben wir heute ein breites Portfolio aus Linsen vor uns (s. Abb. 8.1)

1. Monofokallinse (sphärisch und asphärisch),
2. Monofokal-Plus-Linse,
3. EDOF-Linse („enhanced depth of focus“-Linse) / IROF-Linse („increased range of focus“-Linse),
4. FROF-Linse („full range of focus“-Linse).

Die optischen Prinzipien zur Korrektur der Presbyopie beruhen auf:

1. Monovision,
2. diffraktiven Linsen,
3. refraktiven Linsen,
4. zonal refraktiven Linsen,
5. Pinhole-Linsen (Lochblendenlinse);
6. weitere Linsen sind in der Pipeline; akkommodative Linsen haben sich bisher nicht bewährt.

Patienten werden vielfach durch Laienmedien falsch informiert. Ihnen wird zu viel versprochen, etwa dass die Brillenfreiheit Normalität sei; von Nebenwirkungen wird nicht gesprochen. Hier ist es einfach wichtig, dass man dem Patienten sagt, dass der Leseabstand mit einer Multifokallinse nicht wie bei einer Gleitsichtbrille, sondern nur in einer bestimmten Entfernung funktioniert, dass man ferner am Computer mit den heutigen Modellen sehr gut arbeiten kann und dass der Fernvisus gut ist, aber häufig mit Kontrastverlust verbunden ist. Bei bestimmtem Patientenprofil und richtiger Indikation mit geringen kornealen Aberrationen und fehlendem Sicca-Syndrom sind die Blendsymptome akzeptabel.

Bei den EDOF-Linsen hat der Patient einen natürlichen Seheindruck. Die Sehschärfe am Computer ist unkorrigiert meistens sehr gut. Halos und Glare sind geringer, ebenso ist der Kontrastverlust geringer. Zum Lesen ist aber eine Lesebrille erforderlich.

Ab und an sehen wir pseudophake Patienten, die vor Jahren extern operiert worden sind und nun eine Presbyopiekorrektur wünschen. Auch hier haben wir mittlerweile die Möglichkeit, die Patienten mittels multifokaler Add-on-Linsen zu versorgen.

Schwierig ist es eher bei Fällen mit Z. n. Keratoplastik und hohen Astigmatismen. Hier wird die gute harte Kontaktlinse immer noch die Therapieoption der Wahl sein, um den Patienten ein besseres Sehen zu verschaffen. Eine ggf. Add-ontorische IOL kann die Korrektur mit Brille bisweilen deutlich verbessern.

11.5 Die Monovision – immer eine gute Alternative?

Die Monovision oder auch der Goethe-Blick bleibt erfahrungsgemäß eher den Patienten vorbehalten, die schon jahrelang vor der Operation an eine Monovision gewöhnt waren. Hier ist auch immer noch zu betonen, dass diese Patienten beim Autofahren auf jeden Fall eine Brille benötigen.

Zusammenfassend kann man sagen, dass moderne Intraokularlinsen mit Zusatzfunktion heute eine weitreichende Korrektur von Refraktionsfehlern und der Presbyopie ermöglichen. Entscheidend für die Patientenzufriedenheit ist die richtige Selektion von Linse und Patient. Die klassische Monovision bleibt eine gute Alternative. Zusatzlinsen wie Add-on-IOLs oder Blendenlinsen sollte man immer im Hinterkopf behalten. Die klassische Monofokallinse ist für Patienten, die bereit sind, eine Gleitsichtbrille nach der Operation zu tragen, immer noch ein guter Weg. Trifokale Multifokallinsen (FROF-Linsen) erzielen heute eine fast vollständige Brillenunabhängigkeit bei akzeptablen Nebenerscheinungen. EDOF-, IROF- und Monofokal-Plus-Linsen ermöglichen einen natürlichen Seheindruck bei nur geringen Blendungsphänomenen und Brillenabhängigkeit für bestimmte Sehbereiche.

11.6 Der Weg des Patienten oder auch Patient Journey

Steht bereits fest, dass der Patient sich zur Kataraktoperation in der Sprechstunde vorstellt, ist es sinnvoll, ihm im Vorfeld Unterlagen über die verschiedenen Linsen zuzusenden:

1. Standardlinse,
2. asphärische Linse
3. Monofokal-Plus-Linse,
4. torische Linse,
5. Multifokallinse.

Das hat den Vorteil, dass der Patient sich schon mit Optionen auseinandersetzen kann und sich nicht überfrachtet fühlt, wenn er in der Sprechstunde aufgeklärt wird. Grundsätzlich sind wir Ärzte verpflichtet, jeden Patienten über die verschiedenen Optionen aufzuklären, unabhängig von Herkunft, Besitzstand und Bildung.

Um den Patienten beraten zu können, ob bei ihm überhaupt eine torische Linse erforderlich ist oder ob er sogar für eine Multifokallinse geeignet ist, sind Zusatzuntersuchungen anzuraten. Dazu gehören

- die Hornhauttopographie,
- die biometrische Vermessung des Auges. Endothelzellmessung sowie
- die OCT (optische Kohärenztomographie).

Diese Untersuchungen stellen die Grundlage für das dar, was dem Patienten angeraten werden kann, sofern er bereit ist, für Sonderlinsen zuzuzahlen. Diese Untersuchungen bilden auch eine Basis für die normale Kataraktoperation, da dem Patienten anhand dieser Ergebnisse auch für eine Standardlinsenimplantation ein gewisser Erfolg in Aussicht gestellt werden kann. Zum Beispiel ist ein Makulaforamen häufig durch die normale Funduskopie nicht ersichtlich, In der OCT kann es dem Patienten jedoch gezeigt werden, und er kann präoperativ bereits über die beschränkte Visusprognose auch im Rahmen der Standardlinsenimplantation aufgeklärt werden.

Literatur

Holladay JT, Zhao H, Reisin CR (2012) Negative dysphotopsia: the enigmatic penumbra. J Cataract Refract Surg 38(7):1251–1265. https://doi.org/10.1016/j.jcrs.2012.01.032

Hong X, Liu Y, Karakelle M, Masket S, Fram NR (2011) Ray-tracing optical modeling of negative dysphotopsia. J Biomed Opt 16(12):125001. https://doi.org/10.1117/1.3656745. PMID: 22191914

Hinweise zum Ablauf und zur Abrechnung

12

Zusammenfassung

Sonderlinsen mit Zusatznutzen sind zuzahlungspflichtig. Die Operation der Katarakt mit dem Femtosekundenlaser, die Femcatstellt eine komplette Privatleistung dar.

12.1 Tipps zum Ablauf und zur Abrechnung

Die Kosten für eine Standardmonofokallinse werden im ambulanten Bereich im Rahmen der Sachkostenabrechnung von den gesetzlichen Krankenkassen in Deutschland übernommen. Im stationären Bereich ist sie in der DRG des Krankenhauses inbegriffen.

Asphärische, torische und multifokale Intraokularlinsen sind aufwendiger in der Produktion – man vergleiche das mit der Konstruktion von asphärischen Objektiven in Fotoapparaten, die um ein Vielfaches teurer als Standardobjektive sind. Sie werden derzeit als Intraokularlinsen (IOL) mit Zusatznutzen bzw. Zusatzeigenschaften eingestuft. Nicht jede asphärische Intraokularlinse ist für jeden Patienten geeignet. Auch diese IOL erfordert zusätzliche Untersuchungen und einen höheren Aufwand für die Beratung, um für den Patienten die maßgeschneiderte asphärische Intraokularlinse festlegen zu können. Patienten müssen die Differenz zur Standardlinse zuzahlen.

Hilfreich ist es, wenn in der Ambulanz/Praxis Assistenzpersonal bereits im Vorfeld der Voruntersuchungen zur Kataraktoperation grundsätzlich über die modernen Intraokularlinsen und deren Vor- und Nachteile informiert. Da Bilder mehr als Worte sagen, ist eine vom Zentrum angefertigte Präsentation über die verschiedenen IOLs, darüber, wie Halos und Glare aussehen, und darüber, was überhaupt eine Katarakt ist, sinnvoll.

S. Schmickler, *Intraokularlinsen*, https://doi.org/10.1007/978-3-662-72707-2_12

IOLs mit Zusatznutzen/Zusatzeigenschaften sind inklusive ihrer notwendigen Voruntersuchungen im Bereich der gesetzlichen Krankenversicherung (GKV) zuzahlungspflichtig. Patienten wollen dem Arzt möglicherweise nicht eingestehen, dass sie die zusätzlichen Kosten nicht zahlen können. Für die Vorbesprechung über IOLs ist der Patient daher bei nichtärztlichem Personal „neutraler" aufgehoben, denn er wird einem Optiker oder einer MFA eher sagen, dass er die Kosten der Sonderlinsen nicht tragen kann. Diese Person kann dem Patienten die Optionen erläutern und Fragen bereits beantworten. Letztendlich wird die Entscheidung, welche IOL zur Implantation kommt, zwischen Arzt und Patient im abschließenden Gespräch geklärt. Hierüber muss der Patient danach eine Honorarvereinbarung und eine Erklärung, in der er unterschreibt, dass er den Sachverhalt verstanden hat, unterzeichnen.

Um den Patienten aber überhaupt beraten zu können, ob bei ihm z. B. eine torische Linse erforderlich ist oder ob er sogar für eine Multifokallinse geeignet ist, sind Zusatzuntersuchungen anzuraten. Dazu gehören

- die Hornhauttopographie,
- die biometrische Vermessung des Auges
- Endothelzellmessung
- die OCT (optische Kohärenztomographie).

Die OCT (optische Kohärenztomographie) ist vor jeder Kataraktoperation wünschenswert. Sie ist in Deutschland aber vor einer Kataraktoperation keine GKV-Leistung und muss privat gezahlt werden (ebenso wie die optische Biometrie, Endothelzellmessung und die Hornhauttomographie). Es ist immer sinnvoll, dem Patienten präoperativ diese Leistung als IGeL anzubieten, da der postoperative Seherfolg damit besser abgeschätzt werden und Patient und Arzt vor postoperativen Enttäuschungen bewahrt werden können. Patienten sollten möglichst beim Eintreffen in der Sprechstunde über diese IGeL-Leistungen aufgeklärt werden. Nur wenn sie damit einverstanden sind und die entsprechende Honorarvereinbarung dazu unterschrieben haben, werden diese Untersuchungen durchgeführt.

12.2 Hinweis zu Multifokallinsen

Über Halos und Glare und das Risiko einer Restrefraktion mit einer erforderlichen (kostenpflichtigen) Nachkorrektur ist der Patient im orientierenden Gespräch im Rahmen der Voruntersuchung explizit aufzuklären. Nur wenn sich diese refraktiv interessierten Patienten mit dem zweizeitigen Vorgehen und den damit verbundenen höheren Kosten einverstanden erklären und dies auch gegenzeichnen, ist die refraktiv ausgerichtete Operation eine gute Wahl (siehe Kap. 5). Damit postoperativer Ärger seitens des Patienten direkt vermieden werden kann, ist das bereits präoperative Gegenzeichnen der späteren zweiten Operation, einer Touch-up-Operation, unbedingt anzuraten.

12.3 Die Femcat in Deutschland

Die Abrechnung der Femcat, der Kataraktoperation mit dem Femtolaser, bleibt in Deutschland eine reine Privatleistung (Stand: 2026). Das heißt, auch beim GKV-Patienten darf im Gegensatz zur Sonderlinsenregelung die Kataraktoperation nicht mit der Kassenärztlichen Vereinigung abgerechnet bzw. auf eine GKV-Leistung angerechnet werden. Auch die Anästhesie im Rahmen der Femcat-Operation wird beim GKV-Patienten somit zu einer Sonderleistung. Auch im PKV-Bereich kann nicht mit der vollständigen Übernahme der Kosten gerechnet werden. Daher empfiehlt es sich auch hier, den Patienten präoperativ über die Kosten aufzuklären und sich dies gegenzeichnen zu lassen.

Der unzufriedene IOL-Patient

13

Zusammenfassung

Nicht immer erhält man nach der Kataraktoperation zufriedene Patienten. Das folgende Kapitel behandelt die häufigsten postoperativen Beschwerden der Patienten, wie u. a. Flackern, mangelnder Seherfolg, Sicca-Syndrom, vermehrte Blendung, Hornhautdekompensation, Irvine-Gass-Syndrom und Dysphotopsien, und zeigt Lösungsvorschläge auf.

13.1 Flackern

Viele Patienten beklagen bei der Kontrolle am 1. postoperativen Tag oder auch noch bei der 1-Wochen-Kontrolle, dass sie zwar sehen könnten, aber die Bilder „flackerten“ oder „wackelten“. Das Flackern tritt eher bei Patienten auf, die eine sehr dicke Katarakt hatten, z. B. > 4 mm (der Wert kann der Biometrie entnommen werden). Kommt dann in den großen, leeren Kapselsack am Ende der Operation die schlanke Kunstlinse, so hat diese initial etwas „Spiel“ im Kapselsack. Der Patient nimmt dies als Flackern oder wackelnde Bilder wahr. Eine anschauliche Erklärung hilft, den Patienten zu beruhigen: Ähnlich wie sich die Bauchdecke einer Frau nach 40 Wochen Schwangerschaft nicht sofort zurückbildet, braucht auch der Kapselsack Zeit, um sich der Linse anzupassen. In den ersten zwölf Wochen schrumpft er, sodass die optischen Sensationen meist schon innerhalb der ersten Wochen von selbst verschwinden.

S. Schmickler, *Intraokularlinsen*, https://doi.org/10.1007/978-3-662-72707-2_13

13.2 Mangelnder Seherfolg

Ein mangelnder Seherfolg kann diverse Gründe haben. Auf jeden Fall sollte sich der Patient ernst genommen fühlen, und eine Abklärung ist erforderlich. Zunächst muss eine objektive Refraktionsbestimmung mit anschließendem subjektiven Abgleich durchgeführt werden. Manche Beschwerden wie ein subjektiv ausbleibender Seherfolg erübrigen sich damit bereits, weil der Patient nach der Kataraktoperation völlig andere Brillengläser benötigt.

Bei einer Minus-Zielrefraktion, z. B. von −2,5 dpt zum Lesen ohne Brille, empfiehlt sich bereits bei einer der frühen postoperativen Kontrollen, am besten bei der 1. postoperativen Kontrolle des zweiten Auges, eine provisorische Brille mit Korrekturgläsern für die Ferne zu verordnen. Solche Brillengläser kosten meistens <50 €. Der Patient kann dann wieder Auto fahren und nimmt zum Lesen seine Brille ab. Mit diesen provisorischen Gläsern ist der noch aktive Patient voll einsatzfähig. Seine Gleitsichtgläser können dann in Ruhe nach etlichen Wochen, wenn Refraktionsstabilität vorliegt, verordnet werden. Eine mögliche Anisometropie dabei ist zu vermeiden, daher sollte bei Zielrefraktion „minus" die Brille erst nach Operation des ersten Auges verordnet und der Patient darüber aufgeklärt werden, dass er zwischen der Operation des ersten und zweiten Auges besser seine „alten" Brillengläser weiterträgt und hiermit allerdings sein frisch operiertes Auge „vernebelt", d. h., das Licht wird gestreut und er sieht somit verschwommen.

13.2.1 Das trockene Auge

Das trockene Auge in den ersten Wochen nach Kataraktoperation ist erfahrungsgemäß einer der Hauptgründe für einen fehlenden Sehanstieg. Berücksichtigt man, wie viele Augentropfen das Kataraktauge am Operationstag bereits erhält und wie lange es ohne Lidschlag während der Operation offen bleibt, so ist das trockene Auge eine natürliche Konsequenz – gerade auch bei Patienten, die Antihypertensiva einnehmen oder unter einem Diabetes mellitus leiden. Es empfiehlt sich daher, in die Routinebehandlung nach Kataraktoperation Tränenersatzmittel einzubauen.

Das trockene Auge muss sich bei Patienten nicht immer in Form eines Sandkorngefühls äußern: Bei mangelndem Seherfolg sollte die Hornhaut an der Spaltlampe angefärbt werden. Vielfach zeigt sich hierbei eine ausgeprägte Epithelstippung wie in Abb. 13.1, die viele Reihen Sehverlust ausmachen kann.

Hierbei helfen die Applikation von stündlich eher gelartigen Tränenersatzmitteln und einer fettenden Augensalbe zur Nacht wie der Vit-A-Vision-Augensalbe, die Dexpanthenol und Vitamin A enthält. Gegebenenfalls müssen die Steroide lokal reduziert werden. Die sporadische Gabe von pupillenerweiternden Augentropfen spart postoperativ Steroide ein. Wenn das postoperative Sicca-Syndrom über 4 Wochen auch mit konservierungsmittelfreien Augentropfen therapieresistent bleibt, hilft manchmal auch, einfach die gesamte Augenmedikation abzusetzen.

Auch die von vielen Patienten nach der Operation beklagte Blendung ist in den meisten Fällen durch eine mangelnde Benetzung der Hornhaut zu erklären. Hinzu

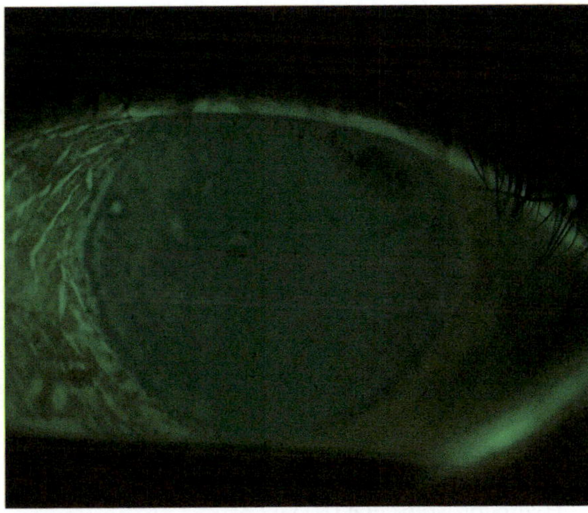

Abb. 13.1 Deutliche Epithelstippung nach Kataraktoperation, angefärbt mit Fluoreszein

kommt, dass beim Kataraktpatienten vor der Operation die getrübte eigene Linse wie ein Filter oder auch wie ein schmutziges Fenster wirkte. Durch die klare Intraokularlinse (IOL) kommt nach der Operation wieder viel mehr Licht in das Auge. Hier muss sich die Netzhaut erst einmal an den vermehrten Lichteinfall gewöhnen. Da die Katarakt doch über Jahre entstanden ist und dem Patienten mehr und mehr helles Licht genommen hat, kann man nicht erwarten, dass sich die Netzhaut direkt mit dem Operationstag wieder an das nun voll wahrgenommene Licht gewöhnt. Da muss der Patient seinem Auge Zeit geben!

13.2.2 Die postoperative Hornhautdekompensation

Nicht immer verläuft alles glatt. Augen mit Cornea guttata, Fuchs-Endotheldystrophie o. ä. sollten präoperativ bereits über das erhöhte postoperative Risiko einer Hornhautdekompensation aufgeklärt werden. Zu berücksichtigen ist aber auch bei komplikationsloser Kataraktoperation, dass ein Auge mit Fuchs-Endotheldystrophie aufgrund des Transparenzverlustes der Hornhaut per se einen reduzierten Seherfolg hat.

In Fällen einer komplizierten Kataraktoperation kann sich eine postoperative Hornhautdekompensation wie in Abb. 13.2 zeigen.

Hier hat sich erfahrungsgemäß bewährt, im Rahmen der postoperativen lokalen Therapie das Auge mit Boro-Scopol-Augentropfen 2-mal täglich weitzustellen und prednisolonhaltige Augentropfen stündlich tropfen zu lassen. Entquellende Augentropfen in Form einer hypertonen 5-%-Kochsalzlösung werden vom Patienten aufgrund eines brennenden Gefühls nicht gern getropft. Die Anwendung einer entquellenden Augensalbe wie der folgenden Rezeptur, die von Prof. Dr. Thomas Neuhann in einem Augenärztenetzwerk erwähnt wurde, hilft da besser:

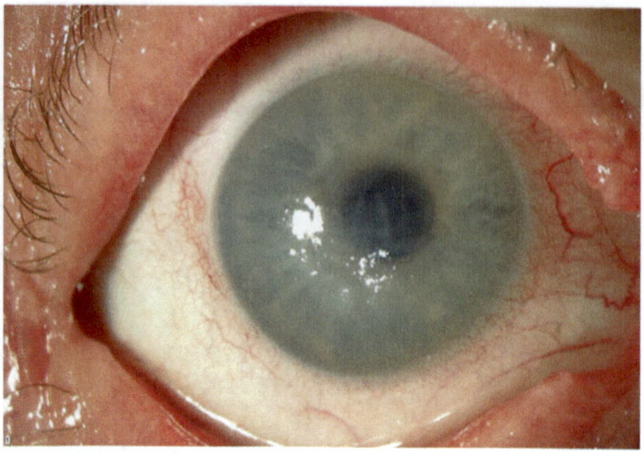

Abb. 13.2 Auge mit postoperativer Hornhautdekompensation

HCG (Hydrocortison-Glucose-Augensalbe) 5,0 g:

- Hydrocortisonacetat 0,05 g
- Glucose wasserfrei 2,00 g
- Weißes Vaselin 1,13 g
- Cholesterin 0,02 g
- Paraffin, dickflüssig 1,80 g

13.2.3 Das zystoide Makulaödem

Das postoperative zystoide Makulaödem, auch Irvine-Gass-Syndrom genannt, kann neben den u. g. Risikofaktoren auch nach einer unkomplizierten Kataraktoperation auftreten. Das Irvine-Gass-Syndrom wurde erstmals 1953 nach Kataraktoperation beschrieben (Irvine 1953). Eine fluoreszenzangiografische Beschreibung erfolgte 1966 durch Norton und Gass (Norton und Gass, 1966). In der weitergehenden Literatur finden sich für das zystoide Makulaödem nach Kataraktoperation alternative Bezeichnungen wie

- „PZMÖ" für pseudophakes zystoides Makulaödem,
- „PSME" für „post-surgical macular edema" und
- „postinterventionelles MÖ".

Das Ödem zeigt sich in vielen Fällen erst zwischen der 1. und der 4. bzw. 6-Wochen-Kontrolle. Es kann nach zuvor bereits vollem Visus, aber auch ohne Visusverlust auftreten, weshalb eine OCT bei der Abschlusskontrolle nach 4–6 Wochen nach der Kataraktoperation sinnvoll ist. Das symptomlose Makulaödem bedarf keiner Therapie – es empfiehlt sich aber eine Kontrolle, um eine Verschlechterung auszuschließen.

Risikofaktoren für ein postoperatives zystoides Makulaödem sind u. a. epiretinale Membranen, ein präoperativ bestehendes VMT-Syndrom (vitreomakuläres Traktionssyndrom), Diabetes, ein Floppy-Iris-Syndrom unter Tamsulosin-Therapie

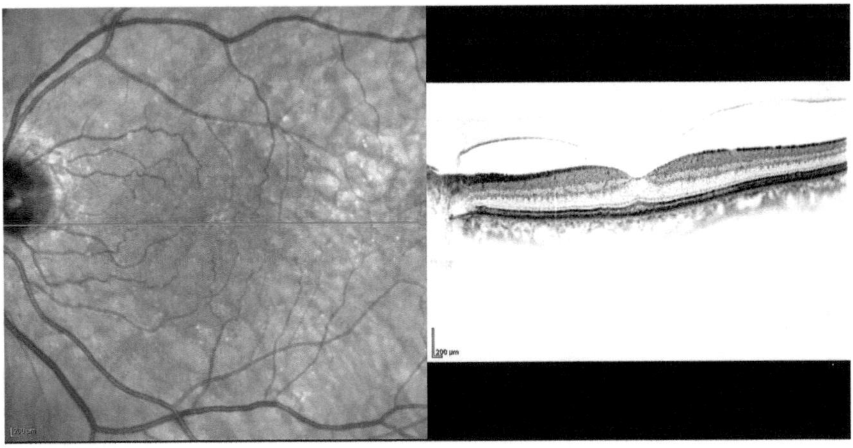

Abb. 13.3 Patient mit fokaler vitreomakulärer Adhäsion im Rahmen der Vorstellung vor Kataraktoperation

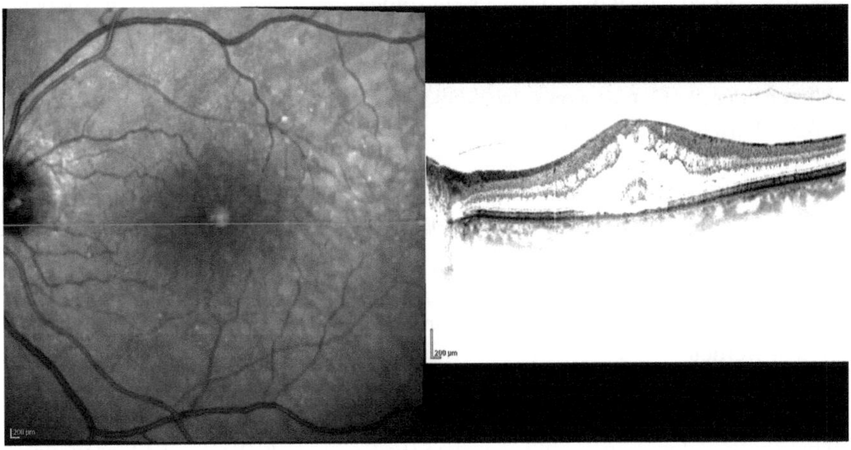

Abb. 13.4 Patient 4 Wochen nach Kataraktoperation: Es zeigt sich ein deutliches zystoides Makulaödem

oder ein intraoperativer Kapseldefekt mit Glaskörperverlust. Abb. 13.3 zeigt einen Patienten mit fokaler vitreomakulärer Adhäsion vor Kataraktoperation. Der Patient wurde bereits präoperativ über das erhöhte Risiko eines postoperativen zystoiden Makulaödems aufgeklärt. Abb. 13.4 zeigt das postoperative Makulaödem. Abb. 13.5 zeigt das Ödem, das sich nach 3 Monaten weitestgehend zurückgebildet hat.

Eine präoperativ eingeleitete Prophylaxe kann bei den Risikogruppen sinnvoll sein.

Die Behandlung des zystoiden Makulaödems wird von Klinik zu Klinik unterschiedlich gehandhabt. Als lokale Tropftherapie werden NSAIDs (Nepafenac 0,1 %

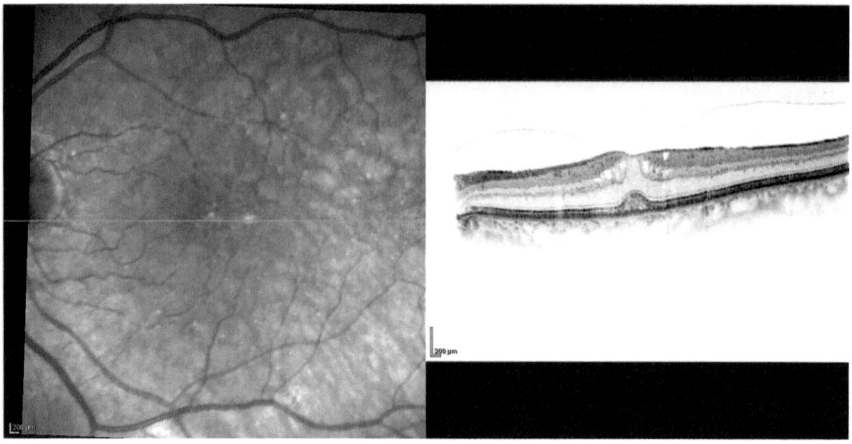

Abb. 13.5 Dasselbe Auge nach 3 Monaten: Das Ödem hat sich weitestgehend zurückgebildet

oder 0,3 %) und Kortikosteroide (Prednisolonacetat 1 %) in den ersten 3 Wochen empfohlen. Zusätzlich wird vielfach im Off-Label-Use systemisches Acetazolamid 2 × 125 mg täglich verordnet. Hierbei ist aber an eine Kaliumsubstitution (Kaliumtabletten oder der Genuss von getrockneten Aprikosen oder täglich einer Banane) zu denken. Ferner müssen Allergien (Sulfonamid-Allergie) ausgeschlossen werden. Mit Vorsicht ist Acetazolamid bei Diabetikern anzuwenden (Gefahr der diabetischen Ketoazidose und verminderter Wirkung des Insulins bei Hypokaliämie). Eine Kontrolle nach 3 Wochen sollte den Rückgang des Makulaödems nachweisen. Eine spontane Rückbildung zeigt sich in 80 % der Fälle. Wenn diese Therapie nicht greift, können Steroide wie z. B. Volon A parabulbär injiziert werden. Sofern danach keine Besserung auftritt, kann Ozurdex auf Antrag bei der Krankenkasse verabreicht werden.

Sollte das Ödem nach 5 Monaten immer noch persistieren, spricht man von einem chronischen Verlauf. Hier kommt die Off-Label-Behandlung mit Triamcinolon 40 mg (z. B. Volon A) parabulbär infrage (Erden et al. 2019). Sie ist kostengünstig und für den geübten Anwender einer Parabulbärtherapie einfach in der täglichen Praxis durchzuführen. Der Patient sollte über diese Off-Label-Behandlung aufgeklärt und eine Steroidresponse im Vorfeld ausgeschlossen werden. Bereits nach 3 Tagen spüren die Patienten eine Sehverbesserung, sofern dieser Therapieweg anschlägt.

Andere Kliniken setzen auf die intravitreale Therapie mit Ozurdex, was aber auch eine Off-Label-Therapie darstellt. Die Kostenübernahme ist im Vorfeld abzuklären. Auch hier muss die Steroidresponse beachtet werden. Eine Wiederholung kann in ca. 50 % der Fälle erforderlich sein. Es gilt: Eine frühe intravitreale Therapie wird zu einem besseren funktionellen und strukturellen Ergebnis führen.

Prof. Dr. Thomas Neuhann empfiehlt einen Drei-Stufen-Plan bei der Behandlung des zystoiden Ödems:

1. Topische Steroide und NSAIDs.
2. Wenn spätestens nach 2–3 Wochen nicht wenigstens eine Besserung erkennbar ist:
   parabulbäre Steroidinjektion (Dexamethason, z. B. Fortecortin; Triamcinolon; Betamethason, z. B. Diprosone retard) und Fortsetzung der topischen Behandlung. Eine Kontrolle sollte nach 8–10 Tagen erfolgen und gegebenenfalls eine Wiederholung.
3. Wenn nach weiteren 8–10 Tagen keine erkennbare Besserung zu sehen ist:
   intravitreal Steroid (Triamcinolon oder Ozurdex).

Avastin ist beim postoperativen zystoiden Makulaödem nicht indiziert.

13.2.4 Präoperativ nicht diagnostizierte Makulopathie

Mit der OCT können wir heute Veränderungen in der Makula diagnostizieren, die präoperativ mit der Funduskopie so nicht erkannt werden können. Von daher ist eine präoperative OCT-Untersuchung immer sinnvoll. Hierbei finden sich nach unserer Erfahrung in 10 % der Fälle Makulopathien (auch fAMD), die bisher nicht bekannt waren. Die rechtzeitige Diagnostik und Aufklärung über diese den Visus limitierende Erkrankung bewahrt vor postoperativer Enttäuschung. Leider liegt nicht in allen Fällen eine OCT vor der Operation vor. So ist es dann erst der ausbleibende Seherfolg, der durch die weitere Abklärung mit der OCT oder der Angiographie eine Makulaerkrankung aufdeckt.

13.2.5 Die Amotio

Wenn sich Patienten postoperativ über Schatten oder einen Halbmond beklagen, müssen es nicht zwangsläufig immer Dysphotopsien (siehe Abschn. 13.3) sein. Bevor die Diagnose Dysphotopsie gestellt wird, muss die Pupille des Beschwerdeauges weit gestellt werden. Es kann auch eine Amotio vorliegen. Foramina sind präoperativ bei bestehender Katarakt nur schlecht auszumachen. Durch die intraoperativen Druckschwankungen, die sich auch auf den Glaskörper auswirken, kann Glaskörper in ein Foramen eindringen und zu einer Amotio führen.

Zu der endlosen und unverändert nicht „gelösten" Kontroverse, ob eine Amotio nach Kataraktoperation post oder propter operationem auftritt, zumal beim zusätzlichen Vorliegen klassischer Risikofaktoren (Myopie, Amotio am Partnerauge …), soll hier nicht Stellung genommen werden. Diese Kontroverse ist im individuellen Einzelfall ohnehin nicht lösbar – und sie ist ja für das Vorgehen irrelevant. Zur bestmöglichen Vorsorge ist jedenfalls 4–6 Wochen nach der Operation eine gründliche Fundusuntersuchung inklusive Peripherie in Mydriasis der Standard. Dabei sollte auch der Status der hinteren Glaskörpergrenzmembran dokumentiert werden und schließlich sollte – zumal wenn diese noch nicht vollständig abgehoben ist – über die Symptomatik aufgeklärt und ggf. eine Kontrolluntersuchung empfohlen werden. Das ist umso wichtiger, wenn zusätzliche Risikofaktoren (s. o.) vorliegen.

13.3 Dysphotopsien

Auf Dysphotopsien wurde bereits in Abschn. 11.3 eingegangen. Da sie postoperativ ein wichtiges Symptom bei bis zu 20 % der Patienten darstellen und zur Unzufriedenheit des Patienten beitragen, wird im Folgenden nochmals darauf eingegangen:

Dysphotopsien stellen keine Pathologie dar. Man unterscheidet positive und negative Dysphotopsien – mit unterschiedlicher Pathophysiologie und Therapie.

Positive Dysphotopsien äußern sich in Lichtblitzen, Halos, Starbursts, temporalen Lichtbögen oder auch Glare. Sie treten besonders nachts beim Autofahren auf oder bei heller Beleuchtung.

Sie entstehen durch interne Lichtreflexion an der IOL-Kante und sind daher eher bei scharfkantiger IOL-Optik, IOLs mit hohem Brechungsindex (z. B. hydrophoben Acryl-IOLs), großer Pupille, Multifokallinse oder auch nicht gut zentrierter IOL zu finden.

Die Entstehung der positiven Dysphotopsien wird so beschrieben, dass randständige Lichtstrahlen an der IOL-Kante reflektiert werden und die Netzhaut als Artefaktbild erreichen.

Die Behandlung besteht darin, dass man den Patienten aufklärt und erläutert, dass sich diese Beschwerden innerhalb von Monaten bessern werden. Ergänzend kann man dem Patienten 40 min vor nächtlichen Autofahrten Brimonidin-Augentropfen anwenden lassen, was eine maximale Mydriasis bei Dunkelheit verhindert. Auch das Anschalten von Licht hinten im Auto kann bei Nachtfahrten zur Symptomverbesserung führen.

Bei persistierenden Beschwerden (über 1 Jahr) kann chirurgisch interveniert werden, was sorgfältig abgewogen werden muss, da es bei Manövern im vorderen Augenabschnitt auch zu einer Zonulyse kommen kann. Es kann versucht werden, die Optik vor die Vorderkapsel zu positionieren („reverse optic capture“), eine Add-on-Linse vor die IOL zu setzen oder die IOL komplett gegen eine IOL mit niedrigerem Brechungsindex, größerem Durchmesser und/oder abgerundeter Kante auszutauschen.

Negative Dysphotopsien äußern sich in einem dunklen temporalen Schatten, d. h. wie ein Gesichtsfeldausfall in Form eines halbmondförmigen Skotoms, das peripher lokalisiert ist und eher auf hellem Hintergrund sichtbar wird. Der Patient beschreibt oft einen „schwarzen Balken“.

Die Ursache liegt darin, dass einfallendes Licht zwischen Iris und Kapselsack zu einer mangelnden Belichtung peripherer Netzhautanteile führt. Das wird vom Patienten als Schatten wahrgenommen.

Auch hier sollte mit dem Patienten in Ruhe gesprochen und ihm erklärt werden, dass das keine Pathologie, d. h. „nichts Schlimmes“, ist; die Entstehung sollte dem

Patienten erläutert werden. Eine spontane Besserung aufgrund von Neuroadaptation sollte bis zu einem Jahr abgewartet werden. Vielfach tritt eine Besserung bereits nach 4–6 Monaten ein. Es gibt Hinweise, dass die Erweiterung der vorderen Kapsel z. B. mit dem YAG-Laser zu einer Besserung führen kann. Hierzu liegen m. E. zu wenig Erfahrungen vor.

13.4 Refraktionsfehler

Patienten, die IOLs mit Zusatznutzen gewählt haben, sind häufig in dem Glauben, postoperativ keine Brille mehr zu benötigen. Auch das beste Messverfahren heutzutage kann eine Brillenunabhängigkeit nicht garantieren. Im Einzelfall ist daher mit dem Patienten über eine Touch-up-Laseroperation oder eine Add-on-Linse zu sprechen.

Literatur

Erden B, Çakır A, Aslan AC, Bölükbaşı S, Elçioğlu MN (2019) The efficacy of posterior Subtenon triamcinolone acetonide injection in treatment of Irvine-Gass syndrome. Ocul Immunol Inflamm 27(8):1235–1241. https://doi.org/10.1080/09273948.2019.1620786. Epub 2019 Aug 14. PMID: 31411519

Gass JD, Norton EW (1966) Fluorescein studies of patients with macular edema and papilledema following cataract extraction. Trans Am Ophthalmol Soc 64:232–49. PMID: 5964923; PMCID: PMC1310231.

Irvine SR (1953) A newly defined vitreous syndrome following cataract surgery. Am J Ophthalmol 36(5):599–619. https://doi.org/10.1016/0002-9394(53)90302-x. PMID: 13040458

GPSR Compliance

The European Union's (EU) General Product Safety Regulation (GPSR) is a set of rules that requires consumer products to be safe and our obligations to ensure this.

If you have any concerns about our products, you can contact us on ProductSafety@springernature.com

In case Publisher is established outside the EU, the EU authorized representative is:

Springer Nature Customer Service Center GmbH
Europaplatz 3
69115 Heidelberg, Germany

Batch number: 10683281

Printed by Printforce, the Netherlands